零起点看图学操作系列丛书

零起点看图学拔罐

主 编 艾 群

编 者（按姓氏笔画排序）

于 涛 王红微 刘艳君 孙丽娜 何 影
张 彤 张 楠 张黎黎 李 东 李 瑞
董 慧

中国协和医科大学出版社

图书在版编目（CIP）数据

零起点看图学拔罐／艾群主编. —北京：中国协和医科大学出版社，2017. 9
ISBN 978-7-5679-0558-0

Ⅰ. ①零…　Ⅱ. ①艾…　Ⅲ. ①拔罐疗法-图解　Ⅳ. ①R244.3-64

中国版本图书馆 CIP 数据核字（2017）第 222891 号

零起点看图学操作系列丛书
零起点看图学拔罐

主　　编：艾　群
策划编辑：吴桂梅
责任编辑：李　宜

出版发行：**中国协和医科大学出版社**
　　　　　（北京东单三条九号　邮编 100730　电话 65260431）
网　　址：www. pumcp. com
经　　销：新华书店总店北京发行所
印　　刷：北京朝阳印刷厂有限责任公司

开　　本：710×1000　　1/16 开
印　　张：15. 25
字　　数：200 千字
版　　次：2017 年 9 月第 1 版
印　　次：2019 年 9 月第 6 次印刷
定　　价：30. 00 元

ISBN 978-7-5679-0558-0

前　言

随着医疗改革的深入和人们生活水平的提高，现代人的健康观念不断更新，由被动地治病转向预防和保健，由单一的药物疗法走向寻求非药物疗法，尤其是对机体不良反应很小的"绿色疗法"。拔罐疗法便是建立在中医学基础理论上，并吸收了现代医学知识的简、便、验、廉的"绿色疗法"之一。在民间流传已久，且越来越受到医界人士的关注和重视。

拔罐疗法是以罐为工具，利用燃烧、挤压等方法排出罐内空气，使罐吸附于体表特定部位，产生刺激，形成局部充血或瘀血，达到防病治病、强壮身体为目的的一种治疗方法。随着拔罐疗法临床实践不断发展，对内、外、妇、儿、皮肤、五官等多种疾病有治疗和辅助治疗作用，尤其对颈椎病、肩周炎、腰椎病、失眠等常见病症有很好的疗效。拔罐疗法历史悠久，具有方法简便、易于操作、适应证广、疗效显著、经济安全等特点，深受广大群众的欢迎，并被广大医务工作者所认可。在当前医疗资源普遍不足、医药费用开支逐年增加、药物毒副作用对身体伤害不断的情况下，拔罐疗法不失为既经济又有效的医疗手段，非常适合人们在家使用，值得推广。

本书内容包括拔罐疗法基础知识、拔罐疗法与经络穴位、内科常见病拔罐疗法、外科常见病拔罐疗法、妇科常见病拔罐疗法、儿科常见病拔罐疗法、男科常见病拔罐疗法、皮肤科常见病拔罐疗法、五官科常见病拔罐疗法以及日常拔罐保健。本书从实用的角度出发，内容通俗易懂，科学实用；方法简便易行，操作性强。书中通俗地穴位讲解和操作图片，使读者只要按照书中的方法和步骤操作，就能进行实践，做到"从零开始，看图轻松学，一看就会，会了就能用"。

本书适合于基层医务人员及中医养生保健从业人员，也可供一般家庭养生保健爱好者阅读参考。

由于时间仓促，编者经验水平有限，不足之处在所难免，恳请读者批评指正。

编者
2017 年 7 月

目　　录

第一章　拔罐疗法基础知识

第一节　拔罐疗法概述

一、拔罐疗法的概念

拔罐疗法是以罐为工具，利用火焰燃烧、蒸汽、抽气等造成罐内负压，使罐吸附于施治部（穴）位，通过吸拔和温热刺激，使局部发生充血或瘀血现象，从而达到治疗目的的一种常用的中医外治法。

二、拔罐疗法的特点

拔罐疗法是民间疗法的精华，是中医治疗学的重要组成部分，它具有很多的特点和优点，故长期以来，在民间广泛流传和使用，深受群众欢迎。其特点概括起来主要有以下几方面。

1. 适应证广泛

拔罐疗法适应证广泛，凡是能够用针灸、按摩、中医、中药等方法治疗的各科疾病都可以使用拔罐疗法，尤其对各种疼痛性疾病、软组织损伤、急慢性炎症，风寒湿痹证，以及脏腑功能失调、经脉闭阻不通所引起的各种病症均有较好的疗效。由于拔罐疗法来源于民间，经过长期防病治病实践，再通过历代医家（特别是新中国成立后）的总结、充实和提高，形成罐具多种化、罐法多样化、施术部位广泛，故适应范围不断扩大，能治疗疾病日益增多。根据古今医学文献记载和现代临床实践证明，大多数的内科、妇科、儿科、伤科、外科、皮肤科和五官科等各科疾病尤其是一些慢性病都可采用拔罐疗法治疗，且能收到良好疗效。

2. 疗效好、见效快

俗话说："针灸拔罐，病好一半。"可见拔罐疗法的作用是不可低估的，有些疾病往往一次见效或痊愈，如拔罐疗法具有明显的缓解疼痛作用，无论是内科的头痛、腹痛、胆绞痛、风湿痛乃至癌性疼痛等，还是外科、伤科的软组织急慢性损伤诸如落枕、急性腰扭伤等，皆可即时见效；有的甚至经一次治疗便可痊愈，功效可见迅捷。其中刺络（刺血）拔罐法方面的效能尤为突出。疼痛的原因无不由于"气滞血瘀、不通则痛"，而刺络拔罐法可吸出局部瘀血，从而使局部气血通畅，疼痛自然缓解。从现代医学观点来看，拔罐疗法可以刺激某一区域的神经，调节相应部位的血管和肌肉的功能活动，反射性的解除血管和平滑肌的痉挛，所以能够获得比较明显的镇痛效果。

3. 简便易行

拔罐疗法本身来自民间，许多百姓有病都会自己在家中进行拔罐治疗，拔罐疗法易于学习和运用。一般懂得中医针灸的医师，在很短的时间内，即可掌握拔罐的操作技术，并能够应用于临床。不懂中医针灸的人也可以在很短的时间内学会拔罐的一般操作技术，用于简单的家庭防病治病。另外，拔罐疗法治疗疾病，无须特殊器材和设备，所用器材和辅助用品举目皆是，诸如罐头瓶、杯子、纸、火柴等皆可取用，不必花费分厘。患者可在无任何痛苦或极少痛苦、不用去医院的情况下康复，避免了服用药物给机体带来的损害和不良反应。

4. 经济实用

本疗法的最大特点是不花钱或少花钱就能治好病。即使采用新型罐具治疗，其费用也比正规医疗（如中西医内治或外治等）低得多。所以大大减轻了患者的经济负担，而且节约了药材资源。对于一些慢性病患者来说，常常因为在疾病的长期治疗过程中花费巨额的费用和时间，而拔罐疗法又对其具有特殊的治疗作用。

5. 安全无毒性反应和不良反应

拔罐疗法与中医其他外治疗法一样，是施术于人体的肌表（皮肤）部位，可随时观察，及时变换手法或部位，只要掌握好其禁忌证和注意事项，一般不会出现任何毒性反应和不良反应，患者可在无任何痛苦或极少痛苦的情况下康复，避免了服用药物给机体带来的损害和不良反应。

三、拔罐疗法的起源与发展

拔罐疗法古称"角法"，早在原始社会时期，人们就利用牲畜的角

（如牛角、羊角等）磨成有孔的筒状，刺激痈疽后，以角吸出脓血，这便是最早的拔罐疗法。

我国最古老的医书《五十二病方》中已有拔罐疗法的记载，如："……以小角角之，如熟二斗米倾而张角，系以小绳，剖以刀……"，这说明，早在春秋战国时期，我国的医者就开始采用拔罐这一治疗方法了。尽管书中对角法本身没有做详细的记述，但从"角之"与"张角"等字义分析，可以看到早在先秦时期便已有应用负压原理的角法治疗疾病了。

东晋时期，医家葛洪在《肘后备急方》中，也曾提到用角法治疗脱肿。

隋唐时期，拔罐疗法有了很大的发展，特别是拔罐的工具有了突破性的发展，开始用经过削制加工的竹罐来代替兽角。

在南北朝时期的《姚化方》中也提出了拔罐针角疗法的禁忌证。这一时期的针法较之初期的角法无论是在理论上还是在实践上都有了进一步的发展，并为现代刺血拔罐法和针罐法奠定了基础。

宋金元时期，竹罐已完全取代了兽角。拔罐疗法的名称，也由吸筒法变为了角法。具体操作上，也由单纯用水煮的煮拔筒法发展为药筒法。

明朝时，拔罐法已经成为中医外科中重要的外治法之一。

清朝时，拔罐法获得了更大的发展。清末后，随着针灸医学本身的衰落，拔罐法也流落于民间，这时发展趋于停滞。现在，随着中医学的不断发展和完善，拔罐法也随之不断发展和丰富起来。它从民间转入医院，其罐具也从兽角、竹筒发展为金属罐、陶瓷罐、玻璃罐等。操作方法亦从单纯的留罐法发展为走罐、闪罐法等多种。适应范围从吸拔脓血发展为治疗风寒痹痛、虚劳、喘息等外感内伤的数百种疾病。

新中国成立后，中国医药学出现了崭新的面貌，拔罐疗法也获得了蓬勃发展，在全国范围得到了广泛的普及，并在罐的质料、拔罐方法、临床应用上有了许多崭新的发展，在大、小医院开展拔罐疗法，尤其在疗养院更受欢迎。

近几年来，由于临床实践与理论研究的相互促进，从而使拔罐疗法应用范围不断扩大，疗效也日益提高。在罐的质料上不但有陶瓷罐、玻璃罐、竹罐，现在还有经络电动拔罐、红外线真空拔罐。在操作技术上也日益翻新，有单用拔罐法、多个罐排罐法、带针留罐法、刺络拔罐法、多罐丛拔法、连续扛拔法、循环滑动法、走罐法、接针经节段拔罐法、内脏表层反射区拔罐法等。

随着改革开放和广泛的国际学术交流，各国医学代表团不断地相互往来，中国华侨在世界各地不断增多，拔罐疗法也几乎传遍了全球，并成为世界医学领域的重要组成部分。

如今，拔罐疗法作为一种自然疗法，已广泛地应用于内科、外科、妇科、儿科、五官科、皮肤科等临床各科，用以治疗 120 多种疾病。拔罐疗法由于取材方便、操作简单、安全无副作用，易于被人们所接受。随着科学的进步，这种疗法一定会越来越广泛地应用于临床及家庭保健。

四、中医对拔罐疗法的认识

中医学认为，人体是一个有机的整体，五脏六腑、四肢百骸都是内外相通、彼此协调的整体。拔罐之所以能够祛病强身，总的来说是因为拔罐可以调节人体功能使其可以正常运行。比如，当人体的脏腑功能低弱时，就增强它们的功能；当人体的脏腑功能太过强大时，就削弱它们的功能，使人体维持一个相对平衡的状态。具体来说，中医所认为的拔罐疗法作用机制的原因主要包括以下几种。

1. 平衡阴阳

中医认为，在正常情况下，人体内各组织处于一种有机协调的状态下，这种状态可以称为阴阳平衡。当这种平衡被打破时，人体就会发生疾病，即通常所说的"阴盛则阳病，阳盛则阴病"。因此，要想不生病，就要协调阴阳，使之重新达到相对平衡的状态。而拔罐疗法之所以能够产生疗效，正是因为它通过吸拔经络穴位来调节某些脏器的功能，使人体内的阴阳得以重新达到平衡的状态。

2. 开泄腠理、扶正祛邪

一般来说，疾病是由致病因素引起机体阴阳的偏盛偏衰，人体气机升降失常，脏腑气血功能紊乱所致。当人体受到风、寒、暑、湿、燥、火、毒、外伤的侵袭或内伤情志后，即可导致脏腑功能失调，产生病理产物，如瘀血、气郁、痰涎、宿食、水浊、火邪等，这些病理产物又是致病因子，通过经络和穴位走窜机体，逆乱气机，滞留脏腑，瘀阻经脉，最终导致各种病症的产生。拔罐疗法通过吸拔经络穴位来调整某些脏器的功能作用，达到防治疾病的目的。

3. 疏通经络、宣通气血

人体的经络，内属脏腑，外络肢节，纵横交错，网络全身，将人体内外、脏腑、肢节联系成一个有机的整体，借以运行气血，濡养脏腑。如果人体经络气血功能失调，正常的生理功能遭到破坏，疾病随之而产生。拔罐疗法根据经络与脏腑在生理、病理上相互影响的机制，通过对经络、穴位的负压吸引作用在脏腑经络气血凝滞或经脉空虚时，引导营卫之气复来输布，鼓动经脉气血，濡养脏腑组织器官，温煦皮毛，同时使衰弱的脏腑功能得以振奋，鼓舞正气，加强祛除病邪之力，从而使经络气血恢复正常，疾病得以祛除。

4. 开达抑遏，活血散瘀

拔罐作用于肌表，通达于肌里，由浅入深，由近及远，催气促血，使之气血流畅，促进气血循环。人体内的脏腑等器官组织，都是通过经络系统来联系的，由于有了经络的联系，才使人体构成一个有机的统一整体。而整体功能的维持，是通过五脏为中心来联系相关的脏腑、经络、气血并进行调节的。人体气血的周流也是以经络为联系渠道的。所以，疏通经络，实际上就是疏通气血。血活气通，则瘀血化散，壅塞凝滞得以消除。对局部来说，可以消肿止痛，对全身来说，具有促进血液循环的作用。拔罐疗法不但能使局部毛细血管与经络通畅，也能使远端受到一定影响。

5. 消肿止痛，祛风除湿

拔罐疗法有祛风散寒，祛湿除邪，温通经络，疏通血脉的作用。"通则不痛"，所以又有消肿止痛作用。疼痛消失，进而导致关节通利。清代赵学敏《本草纲目拾遗》称为火气罐，用以治疗风寒头痛及眩晕、风痹、腰痛等症而不必服药。利用罐内的吸引力，将充斥于体表的病灶、经络、穴位乃至深层组织器官内的风寒、痰湿、瘀血、热毒、脓血等，经皮毛吸引出来。可见拔罐疗法有驱散风寒，消肿止痛，通利关节的作用。

6. 调理体温，清热泻火

拔罐疗法，可促使血管扩张，达到清热泻火，调理体温的作用。这是因为皮肤的温度感受器接受到负压良性的刺激，再通过机体体温调节中枢，达到发汗解表降温的作用。临床实践中有很多高热患者，不打针、不吃药，单纯用拔罐疗法，每日3~4次，可取得满意效果，达到消除病症的目的。

五、现代医学对拔罐疗法的认识

现代医学认为，拔罐疗法之所以能够治疗疾病，是因为它通过对皮肤表面的吸拔作用，对人体各部分器官形成了一定的刺激作用，从而改善了人体的新陈代谢及免疫能力。具体如下。

1. 机械刺激作用

拔罐时火罐吸拔在皮肤上，这种吸拔力能够使局部皮肤的毛细血管充血、破裂，破坏血管内的红细胞，使人体出现自身的溶血现象。吸拔力越大，这种溶血现象就越明显，反之则不明显。除此以外，这种吸拔力可以通过皮肤感受器、血管感受器等对大脑皮层形成刺激作用，并使之兴奋或者抑制。实验表明，当用轻而缓的手法拔罐时，可以使神经受到抑制；当用强而急的手法拔罐时，可以使神经得以兴奋。因此，拔罐正是通过对吸拔力大小的调节以及对吸拔部位的不同而调节整个人体的脏腑功能，并使之趋于平衡的。

2. 温热刺激作用

拔罐疗法对局部皮肤有温热刺激作用，在拔罐过程中因采用火罐法、煮罐法（竹罐）、药罐法及温水罐法，其温热刺激能使局部的血管扩张，促进局部的血液循环，加速新陈代谢，改善局部组织的营养状态。因而增强了组织的活力、血管壁的通透性、白细胞及网状细胞的吞噬力和局部的耐受性及机体的抵抗力，达到促使疾病好转的目的。

3. 负压刺激作用

拔罐产生的负压使局部体表迅速充血、瘀血，使毛细血管破裂，红细胞破坏，发生溶血现象。红细胞中的血红蛋白释放，对机体是一种良性刺激，它可通过神经系统对人体组织器官的功能进行双向调节，同时促进白细胞的吞噬作用，提高皮肤对外界变化的耐受力，从而增强机体的抗病能力。同时，由于负压的吸拔力迫使皮肤毛孔充分张开，有利于汗腺和皮脂腺的分泌，促进体内毒素的外排，祛除病邪，邪去正安。

4. 消炎作用

拔罐疗法可以引起人体神经体液的调节，可反射性地改善病变部位的血液循环和新陈代谢，促进病变组织的恢复及再生。火罐的吸拔力可促进局部血液循环的改善，迅速带走炎性渗出物与致痛因子，从而消除疼痛和肿胀。在吸拔火罐之后，局部的白细胞数量可轻微增多并且其吞噬能力也会得到很大提高，细菌和病毒会被快速吞噬，因此才会有消炎的作用。

5. 调节作用

拔罐疗法对神经系统的良性刺激，可经神经系统的末梢感受器传导至大脑皮质；对皮肤的良性刺激可通过皮肤感受器和血管感受器传导至中枢神经系统，从而发生反射性兴奋，调节大脑皮质的兴奋与抑制过程，使之趋于平衡，因而加强了大脑皮质对身体各部位的调节和管制功能，促进病灶部位组织代谢增强，使疾病痊愈。

此外，拔罐疗法还可调节人体微循环，促进人体血液与组织间的物质交换；调节毛细血管的舒缩功能，促进局部血液循环；调节新陈代谢，改善局部组织营养；调节淋巴循环功能，使淋巴细胞的吞噬能力加强，提高机体的抗病能力，恢复人体正常功能。

除上述作用外，在火罐共性的基础上，不同的拔罐法还各有其特殊的作用。

第二节　拔罐疗法常用罐具及辅助工具

一、罐具

罐子是拔罐疗法的主要工具，随着时代变化，拔罐用的罐子也有了很大的变化，从原始的角罐到竹罐、陶罐、玻璃罐到现在较为流行的真空抽气罐，种类繁多，各具特色。

1. 角罐

角罐是用牛羊或兽的角制成，顶端有孔，用于吸吮排气（图1-1）。角罐的制作材料"兽角"本身也是一种药材，有清热解毒、活血化瘀之功

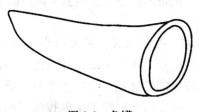

图 1-1　角罐

效，但因取材和制作等困难，临床已很少使用，目前仅在我国边远山区和少数民族中仍有使用。一般不用做刺络拔罐。

2. 竹罐

竹罐是用坚固的细毛竹，截成长 6~9 厘米的竹管（不宜过长或过短，过长者重量较大，容易脱落；过短者由于管腔容积小，吸引力亦小，不易吸着），一端留节为底、一端为罐口，口径为 3 厘米、4.5 厘米、6 厘米不等。用刀刮去青皮及内膜，用砂纸磨光，圈口必须平整光滑。竹罐的优点是轻巧、价廉、不易跌碎、比重轻、吸得稳、能吸收药液、取材容易、制作简便；缺点是易爆裂漏气。

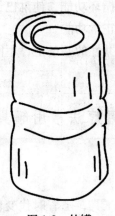

图 1-2　竹罐

3. 陶罐

陶罐是用陶土先做成罐坯后烧制而成的，里外光滑、厚薄均匀的罐具（图 1-3），适用于火力排气法。其优点是：造价低、吸拔力量大、易保管；缺点是：较重、易破、携带不便，无法观察罐内皮肤的变化。

4. 玻璃罐

玻璃罐是用耐热玻璃吹制而成，腔大口小，口边外翻，平直而光滑，可制成大、中、小 3 种型号（图 1-4），多用火力排气法，特别适合于走罐法和针刺后拔罐法。玻璃罐的优点是：造型美观、质地透明，可及时观察吸拔部位的皮肤充血、瘀血情况，便于掌握拔罐时间，是目前临床应用最为广泛的罐具；缺点是：易破碎，携带不便，导热快，易烫伤患者。

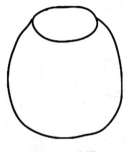

图 1-3　陶罐

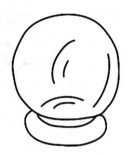

图 1-4　玻璃罐

5. 真空抽气罐

真空抽气罐是利用机械抽气原理在传统加热拔罐法的基础上，结合现代科技研制而成的（图 1-5）。材料用树脂注塑，罐体透明，重量轻，又可通过阀门调节罐内负压大小，且不像玻璃罐容易破碎，携带方便。但无温热感，不能用于走罐等手法。

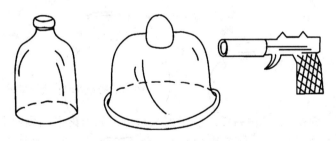

图 1-5　真空抽气罐及其抽气枪

6. 电罐

电罐是近年来在传统火罐的基础上发展起来的，采用真空、磁疗、红外线、电针等多种技术，具备多种治疗功效（图 1-6）。负压及温度均可通过电流控制，使用安全、不易烫伤，患者感觉更加舒服，但由于其体积大，携带不方便，成本高，且只能适用于拔固定罐，不能施行其他手法。

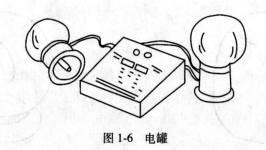

图 1-6 电罐

7. 橡胶罐

橡胶罐是用优质橡胶材料制成，形状可根据临床需要任意设计，口径可大可小，小到可用于耳穴，大到可覆盖人体（图 1-7）。橡胶罐采用抽气排气法。优点是：消毒方便、不易破损、便于携带，适合于耳、鼻、眼、头、腕、踝部和凹凸不平部位的拔罐；缺点是：造价高、不透明，无法观察吸拔部位皮肤的变化。

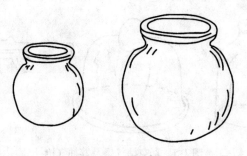

图 1-7 橡胶罐

8. 其他罐

此外，在临床应用中还有铜罐、铁罐等，但由于传热快，易烫伤皮肤，目前很少使用。在民间还可看到一些医生和群众以代用品进行拔罐治疗，如罐头瓶、茶杯、酒杯、广口瓶、小碗、药瓶等。由于这些代用器具取材容易，操作简便而常被采用。

二、辅助工具

以下介绍一些拔罐时常用的辅助工具。

1. 燃料

（1）酒精或白酒 火罐是以火热作为排气的手段，因此，在治疗时常选用热能高而又挥发快的酒精作为首选燃料，其浓度为 75%～95%。在家庭拔罐如无酒精时，可选用高度数的白酒代用。酒精作为燃料的特点是热能高、火力旺，燃烧后无油烟，可使罐内保持清洁，能迅速排出罐内空气，负压大，吸拔力强，当盖罐后火便速灭，不易烫伤皮肤。

（2）油料 在民间有些群众拔罐，常以食油作为燃料，但它挥发得慢，又易污染皮肤，现在很少使用；若用，应采取闪火法，以减少皮肤污染。

（3）纸片 纸片也是常用的燃料，在应用中应选择质薄者，以免造成燃烧不全影响排气，或因纸厚造成火炭坠落而灼伤皮肤，因此不宜选用厚硬及带色的纸张。因纸片燃点低，热力不够，影响排汽，还会出现结炭坠落而烫伤皮肤，故一般不宜选用。

2. 投火工具

投火工具可用一段粗的铁丝，一端用纱布缠牢固作为点火端，另一端做手柄用。将点火端蘸上酒精，点燃后即可使用。需要注意的是，在蘸酒精时，不要蘸得太多，以免滴到患者身上而造成烫伤（图 1-8）。

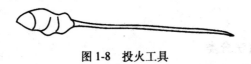

图 1-8 投火工具

3. 介质

拔罐疗法可以不用介质，但对于特定的拔罐法需要一些介质作为润滑剂，以防止皮肤划伤。例如在施行走罐法时，需要使用介质润滑，以免拉伤皮肤，常用的介质有按摩乳、甘油、液状石蜡、凡士林、植物油等；如用刺血拔罐或使用水罐，应准备消毒液，如 1% 的新洁尔灭（苯扎溴铵）

或75%酒精，以及针对病情使用的中草药等。

4. 消毒清洁用品

酒精脱脂棉球，是常用的消毒清洁用品，术前用以清洁皮肤、消毒罐具，拔罐时用以燃火排气。在拔罐过程中，有时可因失误而烫伤皮肤，故在术前还需准备一些纱布敷料、医用胶布、甲紫（龙胆紫）、烫伤药膏之类，以作应急之用。

5. 药物

药物主要用于浸泡罐具或涂抹于患处，以加强拔罐的治疗效果。药物配方主要是根据不同的病情而选择不同的中草药。一般以活血化瘀、行气止痛、清热解毒、温经散寒等药物为主，如桃仁、红花、延胡索、香附、生姜等。

6. 针具

在拔罐治疗时，因常要选用不同的拔罐法，故需准备一些必要的针具类器材，如要施行针罐法，则要准备好毫针；如要施行刺络拔罐，则要准备好皮肤针或三棱针。

7. 其他用具

如果要施行药罐法，则要事先准备煮竹罐用的锅、炉等；如果要对骨骼隆起不平部位拔罐，则需要准备好薄面饼，贴于治疗部位，这种方法称为"垫罐法"或"间接拔罐法"。

第三节　常见拔罐方法

一、以排气法分类

（一）火罐法

火罐法是一种很常用的拔罐法，系利用点火燃烧的方法排除罐内空气，形成负压，以吸附于体表。火罐法既可以单独使用也可以多罐同时使用。单独使用时称为单罐法；多罐同时使用时称为多罐法。采取单罐法还是多罐法一般根据病变的范围来决定。若病变范围比较小，或压痛点只有一点，可用单罐法；若病变范围比较大，或疼痛敏感点较多，可采用多罐法治疗，根据病变部位的解剖形态，吸拔数个乃至十数个火罐。

　　火罐法排气方法的选择，应根据施术部位和体位灵活运用。火罐排气法一般采用闪火法、投火法和贴棉法3种，其中闪火法适用于各种体位，投火法和贴棉法适用于侧位和横拔位。

　　1. 闪火法

　　操作时用镊子夹住酒精棉，或用一根长约10厘米的粗铁丝，将一端用脱脂棉和纱布包裹成一小鼓槌状，吸取酒精，点燃后伸入罐内旋转片刻，迅速抽出棉球，将罐扣在应拔部位（图1-9）。需较大吸拔力时，可将燃烧的酒精棉球在罐内上中段壁上旋转涂擦，使酒精在罐壁燃烧，然后迅速抽出棉球并将罐扣在应拔部位。棉球不宜吸取酒精太多，否则易流溢烧伤皮肤。

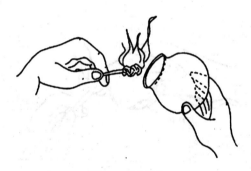

图1-9　闪火法

　　2. 投火法

　　操作时用镊子夹住酒精棉球，点燃后投入罐内，迅速将罐扣在应拔部位；或用软质纸稍折叠，也可卷成纸卷（较罐的深度长3厘米左右），点燃后在烧去3厘米左右时投入罐中，不等纸片烧完，迅速将罐扣在应拔部位（图1-10）。

　　3. 贴棉法

　　操作时首先用0.5~1平方厘米的脱脂棉片，四周拉薄后略吸酒精，贴于罐内上中段，点燃后迅速扣在应拔部位（图1-11）。注意棉片不宜太厚，吸取酒精不宜太多，否则易造成贴棉脱落，以及酒精流溢烫伤患者。

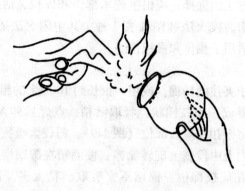

图 1-10　投火法

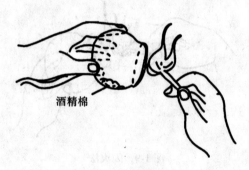

酒精棉

图 1-11　贴棉法

（二）水罐法

水罐法是利用热水使罐内升温，形成负压，使罐吸附在皮肤上的方法。在使用时，应将罐的水珠擦干或甩净，以免热水珠烫伤皮肤。水罐法的操作方法主要有水煮法和蒸汽法。

1. 水煮法

就是先将完好无损的竹罐放在铝锅内煮沸 1~3 分钟，然后用镊子将罐口朝下夹出来，把水甩干净，口向下，迅速投入另一手持的毛巾中，把水吸干，立即扣在需要治疗的部位上，即可吸附于皮肤之上。此法是民间常用的方法之一（图 1-12、图 1-13）。

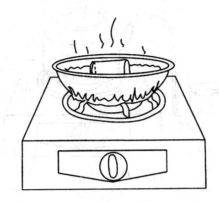

图 1-12　煮竹罐

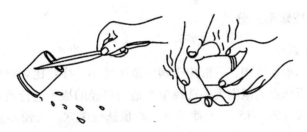

图 1-13　夹出竹罐

2. 蒸气法

一般要先将水壶放在旺火上，将壶内水煮沸，使水蒸气从壶嘴喷出，然后用竹罐口对准喷气口 1~2 秒取出，迅速扣在需拔的部位上，即可吸附于皮肤之上。此法操作简便安全，但在使用时，一定要注意不能使罐口在喷气口待太久，以免温度过高，烫伤皮肤（图 1-14）。

（三）抽气罐法

先将抽气罐紧扣于需要拔罐的部位上，用注射器从橡皮塞中抽出瓶内空气，产生负压，即能吸住；或用抽气筒套在塑料罐活塞上，将空气抽出，即能吸住。

（四）塑胶罐法

用挤压法，将罐具置于特定部位，用力在罐底下压，排除罐内空气，

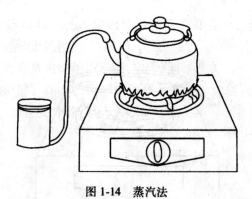

图 1-14　蒸汽法

松手后即可吸拔在体表，操作简单安全，但不易控制压力和走罐等。

二、以拔罐形式分类

（一）单罐法

单罐法即单罐独用，一般用于病位范围较小、症状比较轻的疾病。可根据病变或压痛点的范围大小选择单个适当口径的罐子进行治疗，如胃痛单拔中脘一穴（图 1-15）；心律不齐、心慌选内关穴；大便不正常选天枢穴；头痛选太阳穴；落枕选肩井穴等。

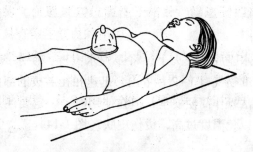

图 1-15　单罐拔中脘

（二）多罐法

多罐法即多罐并用，一般用于治疗病变范围比较广泛、病变处肌肉较丰满的疾病，或敏感反应点较多者，可根据病变部位的解剖形态等情况，酌情吸拔数个至十余个。

1. 密排罐法

密排罐法是指按照某一条经络走向顺序排列，一般罐与罐的间距小于3.5厘米。这种方法多用于身体强壮的年轻人，或者病症反应强烈，发病广泛的患者（图1-16）。

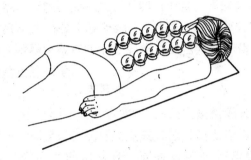

图 1-16　密排罐法

2. 疏排罐法

疏排罐法是指罐具少而排列稀疏的排罐法，一般罐与罐的间距大于7厘米。这种方法多用于年老体衰、儿童等，或者病症模糊、耐受能力差的患者（图1-17）。

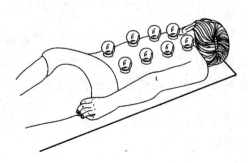

图 1-17　疏排罐法

3. 散罐法

散罐法又称星罐法，这种方法的特征是在人体上零星选穴拔罐。此法主要适用于一人患有多种疾病的患者（图1-18）。

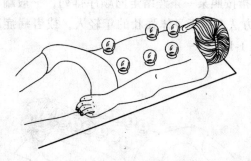

图 1-18　散罐法

（三）闪罐法

以闪火法排气使罐吸附于皮肤后，又立即向上提拉罐具使其脱开，称为闪罐法。如此反复操作，直至皮肤潮红发热。通过这样一张一弛反复刺激，可使体表血液重复"灌注-输布-再灌注"的循环，因而产生明显的兴奋作用。闪罐法适用于外感风寒、肌肉痿软、皮痹麻木、疼痛部位游走不定和中风后遗症等病证。

（四）留罐法

留罐法又称坐罐法，是指罐具吸定以后在吸拔部位留置一段时间的拔罐方法。此法是临床最常用的一种罐法。凡病变部位较小或压痛点只有一点，可用单罐留罐法；病变部位较大，病情较严重者，可用多罐留罐法。多罐留罐法因罐距和罐数的不同，又可分密排法（罐距小于3厘米）和疏排法（罐距大于7厘米）两种；留罐时间不宜超过30分钟，儿童和年老体弱者以不超过15分钟为宜；拔罐顺序遵循先上后下和由外向内的顺序。留罐法主要适用于寒邪引发的疾患，脏腑病变、久病不愈、病位局限固定、较深者。如经络受邪、气血瘀滞、外感风寒、皮痹麻木、消化不良、神经衰弱、高血压等证。

（五）提罐法

提罐法是由坐罐发展而来，指在吸拔在皮肤上的罐体向上提拉，其作用机制是通过肌肤的上下移动，可以振荡与之相应的内脏，增强其功能（图 1-19）。

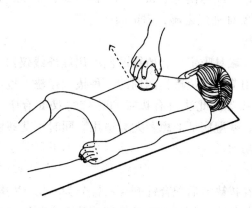

图 1-19 提罐法

（六）走罐法

走罐法也叫推罐法，一般要在拔罐前，先在所拔部位的皮肤或罐口上，涂上一层凡士林、板油等润滑油作为介质，再以闪火法或滴酒法将罐吸拔于所选部位的皮肤上。然后，用右手握住罐子，以左手扶住并拉紧皮肤，在向上、下或左、右需要拔的部位往返推动，至所拔部位的皮肤红润、充血，甚至瘀血时，将罐起下。现在，比较常用的走罐方法有：

1. 轻吸快推法

罐内皮肤吸起 3~4 毫米，以每秒钟推行 60 厘米的速度走罐，以皮肤潮红为度。此法适用于外感风邪、皮痹麻木、末梢神经炎等证，每日 1 次，每次 3~5 分钟，10 次为 1 疗程。

2. 重吸快推法

罐内皮肤吸起 6~8 毫米，以每秒钟推行 30 厘米的速度走罐，以皮肤呈紫红为度。此法适用于经脉、脏腑功能失调的病证，每日 1 次，每次 3~5 分钟，10 次为 1 疗程。

3. 重吸缓推法

罐内皮肤吸起 8 毫米以上，以每秒钟 2~3 厘米的速度缓推，至皮肤呈紫红为度。此法适用于经脉气血阻滞、筋脉失养等病证，如寒湿久痢、坐骨神经痛、肌肉萎缩及痛风等。此法的刺激量在走罐法中最大，可自皮部吸拔出沉滞于脏腑、经脉的寒、湿、邪、毒。每日1次，每次3~5分钟，10次为1疗程。实证逆经走罐；虚证顺经走罐。

（七）温罐法

温罐法是指在罐具吸定后，留罐的同时用红外线仪器、神灯、频谱仪等照射加温，或用艾条温灸罐具四周的一种拔罐疗法。也可以先用艾条温灸待拔部位后再拔罐。此法兼有拔罐和热疗的双重治疗作用，在寒冷季节，对原有虚寒、寒湿病证的患者尤为适用。同时用艾条温灸还有温经散寒、疏经通络的功效。

（八）针罐法

针罐法是指在拔罐前后配合针刺疗法，分为不留针拔罐法和留针拔罐法。本法具有针刺与拔罐的双重治疗作用，其适应范围及疗效都明显超过单独应用拔罐法，对重症及病情复杂的患者尤为适用。操作时应特别注意针柄不宜过长，以防止吸拔时触及罐底，使针身深入体内出现危险。此法不得在胸、背部使用。

1. 不留针拔罐法

是指对穴位进行针刺后立即出针，或者虽不出针，但须至出针后，才在该部位拔罐的方法（图1-20）。

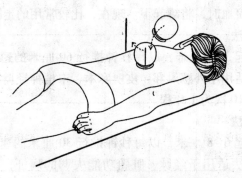

图 1-20　不留针拔罐法

2. 留针拔罐法

是指选定穴位，并对其进行针刺，然后不出针在其上拔罐。**此法多用于治疗时体位变动不大以及局部病痛而又病程较长的患者**（图1-21）。

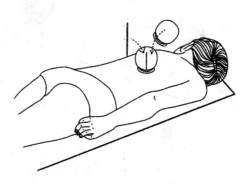

图1-21　留针拔罐法

（九）刺络拔罐法

刺络拔罐法是指刺络放血与拔罐配合应用的一种拔罐方法。**此法在临床治疗中较常用，而且适用面广，见效快，疗效好。凡属实证、热证者，如中风、昏迷、中暑、高热、头痛、急惊风、咽喉肿痛、目赤肿痛、麦粒肿、急性腰扭伤、痈肿、丹毒等，皆可用此法治疗。此外，对重症、顽症及病情复杂的患者也非常适用，如对各种慢性软组织损伤、神经性皮炎、皮肤瘙痒、神经衰弱、胃肠神经痛等疗效尤佳。**

首先在施术部位上进行常规消毒，然后将皮肤轻轻捏起，用三棱针做一个品字形的点刺，然后在点刺的部位上拔罐，以拔出少量血液为度，起罐时将出血擦拭干净（图1-22、图1-23）。

（十）药罐法

1. 药煮罐法

根据病情配方抓药，装入纱布袋内，用清水适量煮沸15分钟，再将竹罐投入煮15分钟，使用时甩净罐内药液，擦干罐口吸拔在应拔部位上，留罐15~20分钟。此法多用于治疗风湿痛等病证。

2. 药酒火罐法

本法属于火罐范畴，常用滴酒法排气，不同之处是以药酒代替酒精滴

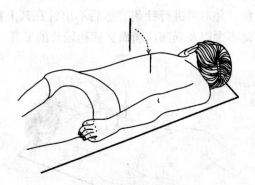

图 1-22　点刺皮肤

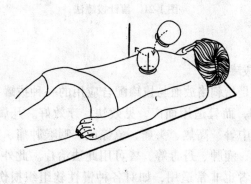

图 1-23　刺络拔罐

入罐内。

3. 药物蒸汽罐法

将选好的药物放入壶中，然后加水煮沸一段时间，当药蒸汽从壶嘴上的橡胶管内大量喷出时，将竹罐套入喷气口 2~3 秒钟后，随即取下并迅速扣在应拔部位。扣罐后，应手持罐具按压约半分钟，使之吸牢。

4. 贮药罐法

按照病情组方配药，煎煮后凉至适宜温度备用。用抽气罐施术，预先在罐内盛贮好一定量的药液（占罐内容量的 1/2~2/3），立即将药罐吸附在待拔部位上，留罐 15~20 分钟；也可在玻璃火罐内盛贮 1/3~1/2 的药液，用闪火排气法将罐吸附在待拔部位。

5. 涂敷药罐法

是指拔罐前后或拔罐时，在应拔部位涂敷药乳、药酒、药糊、药膏等，然后予以拔罐的方法。排气方法可用火力排气法、抽气排气法、挤压排气法。

6. 药面垫罐法

它与面垫拔罐的不同之处是以药液或药酒、药油代替水，或在面粉中加入药粉制成含药的面垫。排气方法可用火力排气法、抽气排气法、挤压排气法。

7. 药走罐法

药走罐与走罐的不同之处是以药液、药乳、药酒、药油等作为走罐的润滑剂。排气的方法可用火力排气法、抽气排气法。

（十一）刮痧罐法

刮痧罐法是指在拔罐前先在待拔部位涂抹活血剂，用水牛角刮痧板刮拭体表，待皮肤呈紫红出现痧斑后再拔罐的一种方法。此法可作为在病变范围较窄的部位，走罐法或多罐法受到限制时的一个补充方法。

（十二）按摩罐法

按摩罐法是指将按摩和拔罐相结合的一种拔罐方法，两者可先后分开进行，也可同时进行。特别在拔罐前，根据病情先循经点穴和按摩，对于疼痛剧烈的病证及软组织劳损或损伤引起疼痛的患者其治疗效果十分显著。

（十三）指罐法

指罐法是指在需要拔罐的穴位上或病患处先用手指点按穴位或按揉患处，然后再拔罐的方法（图 1-24）。

（十四）响罐法

响罐法是指在罐具吸定后，稍加推拉或旋转随即用力将罐具拔下，发出"啪"的响声的一种拔罐方法。如此反复吸拔，重复操作多次，以皮肤潮红或呈紫红色为度。此法与闪罐法功效相同，通常用小口径罐具在局部面积较小的部位施术。

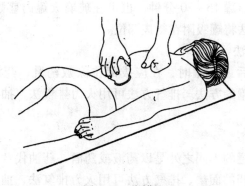

图 1-24 指罐法

（十五）摇罐法

摇罐法是对所留之罐均匀而有节奏的摇动，使罐体与皮肤产生松紧变化，患者进一步放松，产生不同程度舒适感。如此对穴位反复牵拉，增大了局部刺激。如同按摩与拔罐同时进行，提高了临床疗效。其方法是手握罐体或底，顺时针和逆时针方向各均匀摇动罐体 20~30 次，力量均匀柔和，动作协调松快，如患者能耐受，可逐渐加大摇动角度和力量（图1-25）。

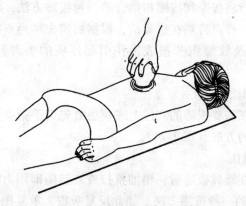

图 1-25 摇罐法

（十六）转罐法

转罐法是在摇罐基础上，增大摇扭旋转力量，手法较剧烈，牵拉程度更大，以促进血液循环，放松局部肌肉，增强治疗效果。多用于软组织损伤、深部无菌性炎症所致的肌肉局部紧张疼痛的病症。其方法是选用罐口平滑的罐留罐，单手摇罐，并逐渐向左旋转 90°～180°，然后再向右旋转90°～180°，如此罐口局部肌肉皮肤一同牵拉旋转 20 次左右，手法要轻柔和缓，以患者耐受为度，切不可强摇硬转，以免造成伤害（图 1-26）。

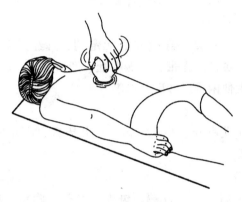

图 1-26　转罐法

第四节　拔罐疗法的适应证与禁忌证

经过数千年的改进和完善，拔罐疗法已从古代单一用来治疗外科疾病，发展到现在对内科、外科、骨科、妇科、儿科、皮肤科、五官科等疾病都能对症运用。同时具有预防疾病、保健养生和促进康复等方面的作用，应用更加广泛。即便如此，作为一种治疗方法，必然也有它的局限性，对于某些疾病拔罐是无法治疗的。在操作前，要认清拔罐的适应证和禁忌证。

一、适应证

1. 内科病症

感冒、咳嗽、哮喘、心悸、不寐、多寐、健忘、胃脘痛、呕吐、反胃、呃逆、泄泻、便秘、腹痛、胃下垂、眩晕、胁痛、郁证、水肿、淋证、癃闭、遗尿、遗精、阳痿、风温、暑湿、秋燥。

2. 外科病症

丹毒、有头疽、疔疮疖肿、乳痈、脱肛。

3. 骨科病症

落枕、颈椎病、腰椎间盘突出症、腰椎管狭窄症、腰肌劳损、肩关节周围炎、颈肩纤维织炎、肱骨外上髁炎、坐骨神经痛、股外侧皮神经炎、肋软骨炎、肋间神经痛、类风湿性骨关节炎。

4. 妇科病症

经行先期、经行后期、经行先后无定期、月经过多、月经过少、经闭、痛经、白带、黄带、赤带、妊娠呕吐、产后缺乳、产后腹痛、人工流产综合征、产后大便困难、产后发热等。

5. 儿科病症

小儿发热、小儿呕吐、小儿泄泻、小儿厌食、小儿夜啼、小儿遗尿、百日咳、腮腺炎等。

6. 皮肤科病症

缠腰火丹、银屑病、牛皮癣、斑秃、湿疹、隐疹、皮肤瘙痒症、漆疮、疥疮、蛇皮癣、皮痹、白癜风等。

7. 五官科病症

目痒、目赤肿痛、视神经萎缩、鼻塞、鼻渊、鼻衄、咽喉肿痛、口疮、牙痛、下颌关节功能紊乱综合征。

二、禁忌证

虽然拔罐疗法有诸多好处，但也有一些患者、人群或人体的某些部位是不适合拔罐的，具体如下：

1. 恶性肿瘤、严重的心脏病、心力衰竭。

2. 血友病、白血病、紫癜、血小板减少症等凝血功能差，具有出血倾向的疾病。

3. 全身浮肿。

4. 皮肤传染病、皮肤严重过敏者或局部皮肤破损溃烂者。

5. 外伤骨折处、经脉曲张处。

6. 大动脉血管处即浅动脉分布处。

7. 五官、前后阴、乳头、脐眼、心搏处。

8. 极度衰弱、消瘦、皮肤失去弹力者。

9. 肺结核活动期，妇女经期。

10. 4 个月以上的孕妇；6 岁以下的儿童及 70 岁以上的老人；应选择小口径的罐子，拔罐数目要少，距离要远，操作时应特别慎重。

11. 高热不退、抽搐、痉挛。

12. 醉酒后、过饥、过饱、过渴、过度疲劳者。

第五节 不同罐象对诊病的临床意义

罐象是指拔罐后的阳性反应，如充血、瘀血、水疱、皮肤温度改变、皮肤渗出物的性质等。不同罐象代表着疾病的不同性质。通过观察不同的罐象，可以了解疾病的不同内在性质和轻重程度。

一、充血、瘀血

拔罐后，皮肤在真空负压的作用下都会有一定程度的皮肤隆起和充血、瘀血发生。如果皮肤充血、瘀血的颜色较鲜红，皮肤隆起的程度不明显，则为实证、热证；如果皮肤充血、瘀血的颜色较暗红发紫，皮肤隆起的程度明显，则为虚证、寒证。对瘀血性状的辨别，主要根据出血块的色泽、水分的多少进行辨别，如颜色鲜红、不易结块，则表示病情较轻；颜色黑紫、块大黏腻，则表示瘀阻较重。水分多则表示湿重，若为黄水则为湿热，若为清水则为寒湿。

二、水泡

水泡的实质就是皮肤皮下充水（组织液的渗出）。体内的痰、饮、水、湿等病理产物及水分在负压的作用下透过皮下组织，进入并停留在皮肤中，这样就形成了水泡。水泡的大小和数量在很大程度上反映了机体内痰、饮、水、湿的情况。水泡比较明显，数量较多，色白，周围皮肤温度不高则为寒湿证；水泡不太明显，数量较少，色微黄或浑浊，周围皮肤温度较高则为湿热证。

三、皮肤温度的改变

一般拔罐后，拔罐局部和周围的皮肤温度都会有不同程度的升高，适当的皮肤温度升高表明机体正气比较充足，抵抗力较好；如果皮肤温度明显升高则表明机体感受阳邪、实邪所致，或者患者的疾病证候为实证、热证；但有时皮肤温度升高不明显甚至降低，特别是机体在感受风、寒、湿邪之后或所患疾病的证候为虚证、寒证。

四、皮肤渗出物

一般拔罐后皮肤都会有少量的水气渗出，属于正常现象。在病理状态下，如果皮肤有大量的水气渗出，附于罐的表面，则表明机体内的痰、饮、水、湿比较严重。结合皮肤表面渗出物的颜色、性质可以对疾病做出一定的诊断：如果渗出物颜色淡白为寒证，质地稀薄则为虚寒证，质地黏稠则为实寒证；如果渗出物颜色淡黄或黄色为热证，质地稀薄则为虚热证，质地黏稠则为实热证。

第六节 拔罐疗法的操作规程

一、拔罐前检查

（一）检查患者
仔细检查患者，以确定是否是适应证，有无禁忌，并根据病情确定处方。
（二）检查药品器材
检查应用的药品、器具是否齐备，同时进行消毒，按次序排放好。
（三）医患配合
对患者说明施术过程中的注意事项，解除其恐惧心理，增强其治疗信心。拔罐负压可逐渐加大，拔罐过程中，医者多观察罐内和患者的反应变化，根据不同情况做出相应处理。加强医患合作，以提高疗效。

二、患者体位

拔罐时的体位与治疗效果密切相关。拔罐时应根据拔罐部位选择适宜的体位，如果不是特殊需要，不能轻易变换体位，以防罐子脱落，出现意外而受伤。

1. 仰卧位

（1）患者自然平躺于床上，双上肢平摆于身体两侧。此体位适用于拔治胸、腹，双侧上肢、双下肢前侧及头面部和胁肋部等处。

（2）患者背面而卧，或头转向一侧或向下，下垫枕头，上肢自然置于躯干两侧，肌肉放松，呼吸自然，暴露背部、下肢。此体位适用于吸拔腰背、脊椎两侧及下肢后侧等部位（图1-27）。

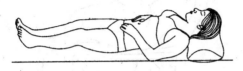

图1-27　仰卧位

2. 俯卧位

患者俯卧于床上，两臂顺平放于身体两侧，颌下垫一薄枕。此体位适用于拔治背、腰、臀、双下肢后侧、颈部等处（图1-28）。

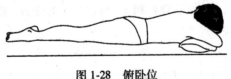

图1-28　俯卧位

3. 侧卧位

患者侧卧于床上，同侧的下肢屈曲，对侧的腿自然伸直，双上肢屈曲放于身体的前侧。此体位适用于拔治肩、臂、下肢外侧等处（图1-29）。

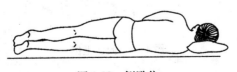

图1-29　侧卧位

4. 仰靠坐位

即仰面靠坐于扶手椅上的坐位。此体位适用于拔前头、面颈、上胸、肩臂、腿膝、足踝等部位的穴位（图1-30）。

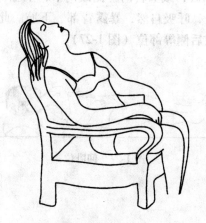

图 1-30　仰靠坐位

5. 俯伏坐位

患者坐于椅上，这种姿势有利于吸拔患者颈肩部、腰背部等处的穴位和患病部位（图1-31）。

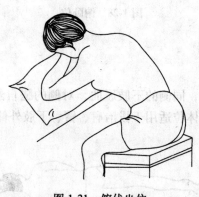

图 1-31　俯伏坐位

三、选择拔罐部位

1. 就近拔罐

是指在病痛的地方拔罐，可调整经络功能，使局部经气通畅，通则不痛，从而达到治疗疾病的目的。

2. 远端拔罐

是指在远离病痛的地方拔罐，可刺激经过病变部位经络的远端或疼痛所属内脏的经络的远端，以调整经气，治疗疾病。

3. 特殊部位拔罐

由于某些穴位具有特殊的治疗作用，所以，可根据病变特点来选择吸拔部位。如大椎、曲池、外关等穴位有退热作用；内关对心脏有双向调节作用等。

4. 脊胸椎部位拔罐

（1）颈椎部　指颈椎到胸椎的部位，主要治疗头、颈、肩、上肢及手部的病变和功能异常。

（2）胸椎上部　指第一胸椎至第六胸椎的部位，主要治疗心、肺、气管、胸廓的病变。

（3）胸椎下部　指第七胸椎至第十二胸椎的部位，主要治疗肝、胆、脾、肠等器官的痛症。

（4）腰椎部　指腰椎以下的部位，主要治疗肾、膀胱、生殖系统、腰、臀、下肢各部位的病变。

四、器具准备

根据病情及拔罐部位的大小，应选择相应型号的罐具。一般口径小而容积大则吸力大，口径大而容积小则吸力小。对于较宽平、软组织较丰富的部位，如胸背部、腰部、臀部、大腿处，宜选用大罐；对于颈部、肩部、上臂、前臂和小腿处，宜选用中罐；对于软组织薄弱、骨骼凸起不平的部位，如关节、头面、前臂远端、手掌背，宜选用小罐。

如用火罐法，应同时准备燃具、点火工具和润滑液。如采用针罐、刺络罐等，则准备无菌针灸针、三棱针等。

五、皮肤局部清理

在选好的治疗部位上，先用毛巾浸开水洗净患部，再用干纱布擦净，为防止发生烫伤，一般不用酒精或碘酒消毒。如因治疗需要，必须在有毛发的地方或毛发附近拔罐时，应先剃毛，以防止烧伤皮肤或造成感染。

六、温罐

在秋冬季节或寒冷天气里拔罐，须将罐具用火烤或水烫进行预热，使罐具温度稍高于体温为宜。罐温不可过高，以免烫伤皮肤。

七、观察反应

1. 拔罐期间应不断询问患者的感觉，观察患者的局部和全身反应。患者感觉拔罐部位发热、发紧、发酸、凉气外溢、温暖舒适、思眠入睡，即为正常现象；若感觉紧、痛或灼热较明显，应及时取下罐具重拔；拔罐后无感觉，多为吸拔力不足，可起罐再拔 1 次。

2. 患者有晕罐征兆，如头晕、恶心、面色苍白、四肢厥冷、呼吸急促、脉细数等症状出现时，应及时取下罐具，使患者平卧，取头低脚高位。轻者喝些开水，静卧片刻即可恢复正常；重者（如血压下降过低、呼吸困难等）可用卧龙散或通关散少许吹入鼻中，取嚏数次后，一般可恢复，也可针刺百会、人中、少商、合谷等穴，或重灸关元、气海、百会等穴。

八、拔罐时间

1. 辨证

（1）实者泻之　采用不留罐法，将火罐吸附于体表后，立即取下，且不再进行拔罐。

（2）虚者补之　采用留罐法，将火罐吸附于人体后，留置 3~5 分钟（短留罐）或 5~10 分钟（长留罐）。

（3）平补平泻　采用闪罐法，将点火棒点燃迅速伸入罐中后，立即取出，将火罐吸附于施术部位，再将火罐取下；再将火罐吸附于施术部位，再取下。如此反复，直至局部皮肤红润为度。

2. 辨病

（1）辨病情的轻重缓急　①病情轻，慢性发作者，治疗时间可短；病情重，急性发作者，时间则长。②病情轻，病程长的患者，治疗的时间相对较长；病情重，病程短的患者，治疗的间隔时间相对较短。

（2）辨病位 ①面部，一般不拔罐，或应用闪罐法。②胸部，不留罐为好。③腹部，宜用闪罐法。④颈肩上肢部，可根据需要采用留罐法。⑤腰背部、臀部及下肢部，宜用留罐法。

（3）辨患者的具体情况 ①年高体弱的患者，治疗时间宜短，间隔治疗时间宜长；年轻、体质强的患者，治疗时间可稍长，间隔治疗时间可短些。②某些特殊人群不宜采用拔罐治疗。如一些凝血机制差、孕产妇，某些重症或患有传染性疾病、皮肤病以及醉酒、过饥、过饱、情志不宁等患者。

九、拔罐疗程

若为急性病（感冒、发热等）应每日 1 次；若病重、疼痛则应每日 2~3 次（拔罐部位要改变）；慢性病隔日 1 次；特殊手法导致出现瘀斑、瘀块等情况，应待瘀血瘀痕退后再拔。一般治疗 7~10 天为 1 疗程，间隔 3~5 天，再行第 2 个疗程。急性病治疗 2~3 次，慢性病治疗 2~3 疗程，无明显效果，应改用其他疗法。

十、起罐

（一）起罐方法

1. 火罐起罐方法

拔火罐起罐时用左手轻按罐具向左倾斜，右手示指或拇指按住罐口右侧的皮肤，使罐口与皮肤之间形成缝隙，空气进入罐内则罐具自行脱落（图 1-32）。不可硬拉或旋转罐具，以免损伤皮肤。在背部拔多个罐时，应按顺序先上后下起罐。这样起罐可防止发生头昏脑胀、恶心呕吐等不良反应。

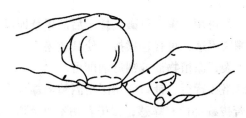

图 1-32 火罐起罐方法

2. 真空拔罐器起罐方法

真空拔罐器的起罐方法是，一手握着或按着吸附的罐体，另一只手向上（向外）拉动排气阀门杆，使之与胶塞松动，使空气进入罐内，罐体内负压消失，用手提起罐体即可与皮肤分离（图1-33）。同样不可用力猛拔罐具。

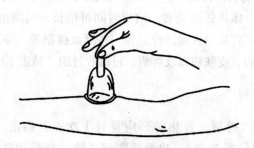

图 1-33　真空拔罐器起罐方法

（二）起罐顺序

在起多个罐具时，要按拔罐先后顺序而定，原则是先拔先起，后拔后起。还要注意上下顺序，如在背部拔多个罐时，应按先上后下起罐，这样起罐，可防止发生头晕脑胀、恶心、呕吐等不良反应。

（三）起罐后处理

1. 起罐后，用消毒纱布（或干棉球）轻轻拭去罐斑处的小水珠、润滑剂、血迹等。皮肤下出现紫红斑点属正常反应，无须特别处理。

（1）若配合割治、挑治时，起罐后宜用消毒敷料覆盖伤口，以防感染。

（2）如拔治疮痈时，常会拔出脓血，应预先在罐口周围填以脱脂棉或纱布，以免起罐时脓血污染衣服、被褥等，起罐后，擦净脓血，并对伤口进行适当处理。

（3）若有水疱，可用无菌针刺破，抹干后涂甲紫即可。

（4）若局部绷紧不适，可轻轻揉按，使其放松。

（5）若皮肤干裂，涂植物油或刮痧油即可。

（6）针刺或刺络拔罐后，针口应用医用酒精消毒。

2. 起罐后，若拔罐部位有痒感，嘱患者切不可搔抓，以免感染。

3. 起罐后，罐斑处的紫绀色，可于几天内消失，不必顾虑。

4. 起罐后，应嘱患者适当休息，避免疲劳；避风寒，以防外邪侵袭。

第七节　拔罐疗法常见误区

火罐疗法在我国民间已经使用很久了，但是拔罐作为一种医疗方法有其奥妙之处，人们对其认识并不全面，经常会存在以下误区。

一、拔火罐后马上洗澡

很多爱在公共浴所洗澡的人常说"火罐和洗澡，一个也少不了"。确实，使用温热的洗澡水和温热的火罐，无论洗完澡拔罐，或拔完再洗，感觉上都很舒服。可是这顺序还要注意，洗完澡后拔火罐是可以的，但是绝对不能在拔罐之后马上洗澡。

拔火罐后，皮肤处于一种被轻微损伤的状态下，非常的脆弱，这个时候洗澡很容易导致皮肤破损、发炎。而如果是洗冷水澡的话，由于皮肤处于一种毛孔张开的状态，很容易受凉。所以拔火罐后一定不能马上洗澡。

二、留罐时间越长效果越好

不少人说火罐这一拔最少要半小时，有的人则认为拔出水疱来才能体现拔火罐的效果。而拔火罐真的是时间越长越好吗？

虽然拔火罐因火罐大小、材质不同，产生负压的力度各有不同，但是一般以从点上火到起罐不超过15分钟为宜，因为拔火罐的主要原理在于负压而不在于时间，如果说在负压很大的情况下拔罐时间过长直到拔出水疱，这样不但会伤害到皮肤，还可能会引起皮肤感染。

三、同一位置反复拔

很多人认为一次不成就拔两次，同一个位置反复拔，这样才能拔出效果。其实这样做，会对皮肤造成损伤。拔火罐的时候，可以在多个位置拔，既减少损伤又增加治疗效果。

第八节　拔罐疗法的注意事项

拔罐是一种比较古老的治病方法，一般针灸、推拿适用的病症均适用于拔罐治疗，但在拔罐过程中我们还必须掌握其注意事项和一些重要的小细节。这样既方便操作，又能最大限度地发挥拔罐的作用。

1. 拔罐环境应清洁卫生，空气新鲜，避开风口，室温需保持 20℃以上。

2. 患者以俯卧位为主，应充分暴露施术的部位。

3. 拔罐时应根据所拔部位的面积大小来选择大小适宜的罐具，拔罐器具应做到消毒彻底，拔罐动作做到稳、准、轻、快。

4. 对初次拔罐者，或年老体弱，或儿童紧张易发生意外的患者，宜采用小型罐具，数量宜少不宜多，时间宜短不宜长，并尽量采取卧位施术。

5. 拔罐数目多少应适宜，一般都采取单穴单罐、双穴双罐法，罐多时罐间距离不宜太短，以免牵拉皮肤产生疼痛或相互挤压而脱罐。

6. 受术者过饱、过饥、酒后、过度疲劳或剧烈运动后不宜拔罐，待上述状况改变后再拔。

7. 拔罐时间长短应适宜，若为病情重、病灶深、疼痛性疾病，拔罐时间宜长；病情轻、病灶浅、麻痹性疾病，拔罐时间宜短。肌肉丰满处拔罐时间宜长；肌肉较薄处拔罐时间宜短。气候寒冷时，拔罐时间宜长；天气炎热时，拔罐时间宜短。身强力壮的年轻人，拔罐时间宜长；体质虚弱的老年人及儿童，拔罐时间宜短。

8. 注意观察患者的反应，经常询问患者的感受，随时检查罐具的状态，发现问题立即处理和调整。患者有轻微不适，使其平卧保暖，劝饮热水或糖水，休息片刻即可好转；若状况严重者，须立即起罐，并按揉内关、合谷、太阳、足三里等穴，促其恢复。

9. 不要将燃烧的酒精落在患者的身上，过热的罐子勤更换。

10. 在施术过程中若因操作不当造成烫伤或拔出水疱，应按常规消毒、消炎、抗感染的方法进行处理，患处愈合之前不宜再拔罐。同一部位不可每天拔，在拔罐的旧痕未消退前，不可再拔。

第九节　拔罐疗法的异常反应及其处理

一、正常反应

拔罐的正常反应是：无论采用何种方法将罐吸附于施治部位，由于罐内的负压吸拔作用，都会出现局部组织隆起于罐口平面以上，患者觉得局部有牵拉发胀感，或感到发热、发紧、凉气外出、温暖、舒适等，这都是正常现象。启罐或走罐后，治疗部位出现潮红、紫红或紫红色皮疹等，均属拔罐疗法的治疗效应，待一至数天后，可自行恢复，无需做任何处理。

二、异常反应

拔罐后患者感到局部紧拉、疼痛、不舒难忍，或产生不同的远端和全身反应，如发冷、发热、麻木、窜痛、肿胀等均属于异常反应。

三、异常反应的预防和处理

为了避免异常反应的发生，施术者应该注意以下几个方面。

1. 做好术前准备，消除患者的紧张情绪和恐惧心理。

2. 个体有别，病证不同，吸力适当，时间相宜。

3. 选择合适的穴位和部位，避开骨端凸隆处、神经血管敏感处、创面等部位。

4. 选择合适口径大小和质地较好的罐具，避免罐口不平或裂纹、底阀漏气等。

5. 询问患者感觉和注意观察罐内的皮肤变化，如有水泡、瘀斑、过度隆起或感觉疼痛等，应及时处理。

6. 罐法配合应用得当，特别是留罐、走罐、闪罐、刮罐等，既要对症病情，又要患者接受。

7. 对于过度饥饿、疲劳、紧张、饮酒的患者，尽量不要施术或轻手法罐法。

8. 如在拔罐过程中，患者感觉头晕、恶心、目眩、心悸，继则面色苍白、冷汗出、四肢厥逆、血压下降、脉搏微弱，甚至突然意识丧失，出现晕厥时（晕罐）。晕罐的发生，究其原因多为脑部暂时性缺血所致，应及时取下罐具，使患者平卧，取头低脚高体位。轻者喝些开水或适量糖水；若不能缓解，可揉按合谷、内关、太阳、足三里等穴；静卧片刻即可恢复。重者可用卧龙散或通关散吹入鼻内，连吹 2~3 管，打喷嚏数次后，神志即可清醒。或针刺百会、人中、中冲、少商、合谷等穴；必要时注射尼可刹米等中枢兴奋药。

第二章　拔罐疗法与经络穴位

第一节　经络概述

一、经络的概念

1. 经络学说

经络学说是研究人体经络系统的循行分布、生理功能、病理变化及其与脏腑相互关系的一种理论学说。经络学说在中医各科的诊病、治病中得到广泛的应用。中医外治法的针灸、推拿和按摩就是以经络学说为理论依据的。

各条经脉的循行有一定的部位。根据病变的部位可以分析其所属经络脏腑，这种方法称作"分经论证"；而根据各条经络的生理、病理特点来分析临床症候的，称作"分经辨证"；根据经络的生理病理特点在相应的经脉进行治疗，则称作"循经治疗"。

2. 经络的基本概念

经络是经脉和络脉的总称。经，有路径的含义。经脉贯通上下，沟通内外，是经络系统中的主干，纵行分布于人体较深部位。络，有网络的含义。络脉是经脉别出的分支，较经脉细小，纵横交错，遍布全身的较浅部位。经络是人体运行气血，联络脏腑，沟通表里，贯穿上下，协调阴阳，调节人体各部的通路。

二、经络的组成

经络系统由经脉和络脉组成。其中经脉包括十二经脉、奇经八脉以及附属于十二经脉的十二经别、十二经筋、十二皮部；络脉有十五络、孙络、浮络。

经络系统以十二经脉为主体，它们相互连接，组成一个周而复始的联络系统（图2-1）。

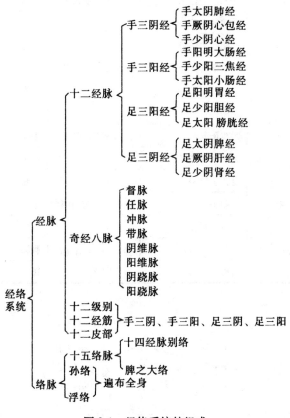

图2-1　经络系统的组成

三、经络的走向

人体经脉的循行和流注都有一定的规律和顺序，见表2-1。由于十二经脉通过手足阴阳表里经的连接而逐经相传，所以构成了一个周而复始、如环无端的传注系统。其循行走向如图2-2所示。

表 2-1　十四经脉循行分布

十二正经	手经	手三阴	手太阴肺经	循行于上肢内侧	前缘	从胸走向手
			手厥阴心包经		中间	
			手少阴心经		后缘	
		手三阳	手阳明大肠经	循行于上肢外侧	前缘	从手走向头
			手少阳三焦经		中间	
			手太阳小肠经		后缘	
	足经	足三阳	足阳明胃经	循行于下肢外侧	前缘	从头走向足
			足少阳胆经		中间	
			足太阳膀胱经		后缘	
		足三阴	足太阴脾经	循行于下肢内侧	前缘	从足走向胸
			足厥阴肝经		中间	
			足少阴肾经		后缘	
奇经八脉中的任、督二脉		任脉		循行于人体前、后正中线	腹胸	从下走向上
		督脉			腰背	

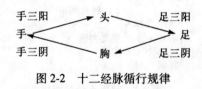

图 2-2　十二经脉循行规律

　　手三阴经从胸走到手，手三阳经从手走到头，足三阳经从头走到足，足三阴经从足走到胸。任脉自下而上循行于腹胸中线。督脉自下而上循行于腰背中线。

　　十二经脉的流注顺序是：十二经脉的流注始于手太阴，经过手阳明、足阳明、足太阴、手太阴、手太阳、足太阳、足少阴、手厥阴、手少阳、足少阳，终于足厥阴。由于十二经脉通过手足阴阳表里经的连接而逐经相传，因而构成了一个周而复始，如环无端的循环流注系统（图 2-3）。

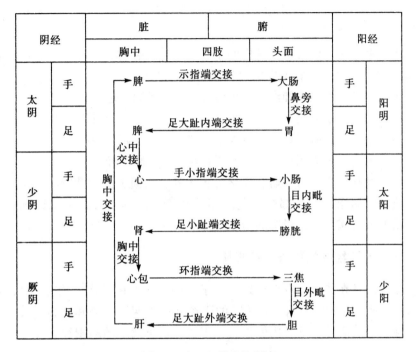

图 2-3　十二经脉流注顺序

四、拔罐疗法与经络的关系

《黄帝内经》中指出经络可以"决生死，治百病"。经络向内归属于五脏六腑，向外四通八达于四肢百骸，把人体各部分联系成了奥妙无穷的整体。当经络不通时，身体的某些部位就会出现不适的症状，而通过拔罐等刺激可以疏通经络中瘀阻的气血。根据经络与脏腑在生理、病理上相互影响的原理，拔罐疗法通过对经络、穴位的负压吸引作用，在脏腑、经络气血凝滞或脉络空虚时，引导营卫之气往来输布，鼓动经脉气血，濡养脏腑、组织、器官，温煦皮毛。同时，可振奋衰弱的脏腑机能，鼓舞正气，加强祛除病邪的能力，从而使经络气血恢复正常，不舒服的感觉自然也就消失了。

第二节　十二经脉

十二经脉是人体经络系统中的十二条经脉的合称，又称"十二经"或"十二正经"。十二经脉是经络中的领导者，包括：

手三阴经：手太阴肺经、手少阴心经、手厥阴心包络经；

手三阳经：手阳明大肠经、手太阳小肠经、手少阳三焦经；

足三阳经：足阳明胃经、足太阳膀胱经、足少阳胆经；

足三阴经：足太阴脾经、足少阴肾经、足厥阴肝经。

十二经脉具有运行气血、连接脏腑内外、沟通上下等功能，无论感受外邪或脏腑功能失调，都会引起经络的病变。因此，了解十二经脉的循行、功能和发病情况，对防病治病均有很大的意义。

一、十二经脉的体表分布规律

十二经脉在体表左右对称地分布于头面、躯干和四肢，纵贯全身，具体分布如图2-4所示。六条属于脏的阴经分布于四肢内侧和胸腹，其中上肢内侧为手三阴经，下肢内侧为足三阴经；六条属于腑的阳经分布于四肢

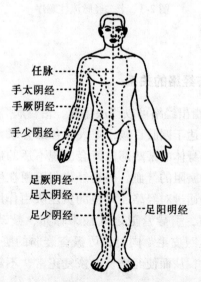

图2-4　十二经脉的体表分布规律（正面）

外侧和头面、躯干，其中上肢外侧为手三阳经，下肢外侧为足三阳经（图2-5、图2-6）。

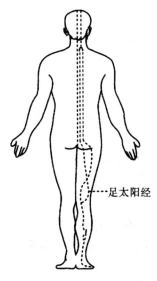

图 2-5　十二经脉的体表
分布规律（背面）

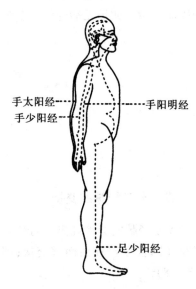

图 2-6　十二经脉的体表分布规
律（侧面）

二、十二经脉的表里属络关系

十二经脉内属于脏腑，和六脏（五脏加心包）六腑相联系。脏与腑有表里相合的关系，阴经与阳经有表里属络关系。即手太阴肺经与手阳明大肠经相表里，足阳明胃经与足太阳脾经相表里，手少阴心经与手太阳小肠经相表里，足太阳膀胱经与足少阴肾经相表里，手厥阴心包经与手少阳三焦经相表里，足少阳胆经与足厥阴肝经相表里。互为表里的阴阳两经在体内有属络关系，即阴经属脏而络腑，阳经属腑而络脏。在四肢部又通过络脉的衔接加强了表里经之间的联系。由此在脏腑阴阳经脉之间就形成了六组表里属络关系。它们在生理上密切联系，病变时相互影响，治疗时相互为用。

三、十二经脉的循行走向

由于十二经脉通过手足阴阳表里经的连接而逐经相传，所以构成了一个周而复始、如环无端的传注系统。其循行走向如图 2-7 所示。

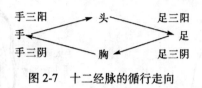

图 2-7　十二经脉的循行走向

四、十二经脉的交接

十二经脉的交接规律：阴经与阳经（表里经）在手足部交接；阳经与阳经（同名经）在头面部交接；阴经与阴经（手足三阴经）在胸部交接（图 2-8）。

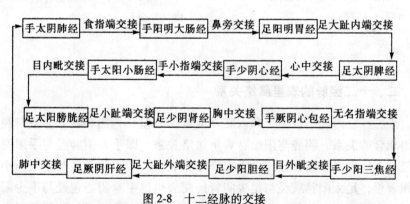

图 2-8　十二经脉的交接

五、十二经脉的流注

十二经脉的流注顺序是：十二经脉的流注始于手太阴肺经，经过手阳明大肠经、足阳明胃经、足太阴脾经、手少阴心经、手太阳小肠经、足太阳膀胱经、足少阴肾经、手厥阴心包经、手少阳三焦经、足少阳胆经，终于足厥阴肝经。由于十二经脉通过手足阴阳表里经的连接而逐经相传，因而构成了一个周而复始，如环无端的循环流注系统（图2-9）。

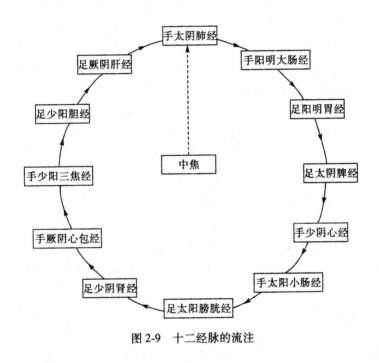

图2-9　十二经脉的流注

第三节　奇　经　八　脉

奇经八脉只是人体经络走向的一个类别。奇经八脉是督脉、任脉、冲脉、带脉、阴维脉、阳维脉、阴跷脉、阳跷脉的总称。所谓"奇经"，是指这八条经脉的循行分布不同于十二正经，是"别道奇行"的正经，故又称"奇行之正经"。八脉之间既无表里相合的关系，又无相互衔接、循环往复的流注过程。它们与五脏六腑没有络属关系，只与个别脏腑及奇恒之腑中的女子胞、脑等有直接联系。奇经八脉是十二经脉的一个重要补充。

奇经八脉对十二经脉气血有着蓄积、渗灌的调节作用。奇经八脉犹如湖泊大泽，而十二经脉之气则犹如江河之水，经由奇经八脉的调节、蓄积，使人体气血输布灌流组织之机能更加旺盛、有效率。所以《难经》以为："比于圣人图设沟渠，沟渠满溢，流于深湖故圣人不能拘通也。而人脉隆盛，入于八脉，而不环周，故十二经亦不能拘之。"

奇经八脉的分布部位与十二经脉纵横交互，八脉中的督脉、任脉、冲脉皆起于胞中，同出于会阴，其中督脉行于背正中线；任脉行于前正中线；冲脉行于腹部会于足少阴经。奇经中的带脉横行于腰部，阳跷脉行于下肢外侧及肩、头部；阴跷脉行于下肢内侧及眼；阳维脉行于下肢外侧、肩和头项；阴维脉行于下肢内侧、腹和颈部。

一、督脉

循行：①起于小腹内，下出于会阴部；②向后行于脊柱的内部；③上达项后风府，进入脑内；④上行巅顶；⑤沿前额下行至鼻柱。

主要病候：脊柱强痛，角弓反张等症。

交会俞穴：长强，陶道、大椎，哑门、风府、脑户、百会、水沟、神庭。

二、任脉

循行：①起于小腹内，下出会阴部；②向上行于阴毛部；③沿着腹内，向上经过关元等穴；④到达咽喉部；⑤再上行环绕口唇；⑥经过面部；⑦进入目眶下（承泣穴属足阳明胃经。）

主要病候：疝气，带下，腹中结块等证。

交会俞穴：会阴、曲骨、中极、关元、阴交、下脘、中脘、上脘、天突、廉泉、承浆。

三、冲脉

循行：①起于小腹内，下出于会阴部；②向上行于脊柱内；③其外行者经气冲与足少阴经交会，沿着腹部两侧；④上达咽喉；⑤环绕口唇。

主要病候：腹部气逆而拘急。

交会俞穴：会阴、阴交、气冲、横骨、大赫、气穴、四满、中注、肓俞、商曲、石关、阴都、通谷、幽门。

四、带脉

循行：①起于季胁部的下面，斜向下行到带脉、五枢，维道穴；②横行绕身一周。

主要病候：腹满，腰部觉冷如坐水中。

交会俞穴：带脉、五枢、维道。

五、阴维脉

循行：①起于小腹内侧；②沿大腿内侧上行到腹部；③与足太阴经相合；④过胸部；⑤与任脉会于颈部。

主要病候：心痛，忧郁。

交会俞穴：筑宾、府舍、大横、腹哀、期门、天突、廉泉。

六、阳维脉

循行：①起于足跟外侧；②向上经过外踝；③沿足少阳经上行髋关节部；④经胁肋后侧；⑤从腋后上肩；⑥至前额；⑦再到项后，合于督脉。

主要病候：恶寒发热，腰痛。

交会俞穴：金门、阳交、臑俞、天髎、肩井、头维、本神、阳白、头临泣、目窗、正营、承灵、脑空、风池、风府、哑门。

七、阴跷脉

循行：①起于足舟骨的后方；②上行内踝的上面；③直上沿大腿内侧；④经过阴部；⑤向上沿胸部内侧；⑥进入锁骨上窝；⑦上经人迎的前面；⑧过颧部；⑨到目内眦，与足太阳经和阳跷脉相会合。

主要病候：多眠、癃闭，足内翻等证。

交会俞穴：照海、交信、睛明。

八、阳跷脉

循行：①起于足跟外侧；②经外踝上行腓骨后缘，没股部外侧和胁后上肩，过颈部上挟口角，进入目内眦，与阴跷脉会合，再沿足太阳经上额；③与足少阳经合于风池。

主要病候：目痛从内眦始，不眠，足外翻等证。

交会俞穴：申脉、仆参、跗阳、居髎、臑俞、肩髃、巨骨、天髎、地仓、巨髎、承泣、睛明、风池。

第四节　穴位概述

一、穴位的概念及功能

穴位是指人体脏腑、经络、气血输注于体表的特殊部位，也是邪气所侵袭之处。穴位主要分布于经脉之上，从属于经，通过经脉向内连属于脏腑，人体生命运动的精华之气——"神气"在穴位这一部位游行出入，既向外出，又向内入。因此穴位就具备了抵御疾病（出）、反映病痛（出）、传入疾病（入）、感受刺激和传入信息（入）等功能。

当病邪侵袭人体时，人体的正气可以通过经脉、穴位向外奋起以保护体表；当人体内部发生病变时，内在的病理状态又可通过经脉穴位反映于体表，因此穴位部位的变化可以用来诊断疾病。

经络主运行气血，而穴位是气血输注的部位，是经脉和络脉相互贯通的枢纽，经脉中的气血通过穴位灌注于络脉，渗透到四肢百骸、五脏六腑。因此，穴位具有输注气血的作用。

穴位不仅是气血输注的部位，也是邪气入侵的部位，又是针灸、刮痧、拔罐疗法的施术部位。因此，刺激穴位可以疏通经络、调和阴阳、调畅气血、调节脏腑功能，达到扶正祛邪、防治疾病的目的。

二、穴位的分类

穴位一般分为4类，即经穴、经外穴、阿是穴和微针穴。

1. 经穴

经穴是指归属于十二经脉和任、督二脉的穴位，又称为十四经穴。它们是穴位的主要部分，具有主治本经本脏病证和反应本经经脉及其所属脏腑病证的作用。十二经脉左右各有一条，因此十二经脉上的穴位都是左右对称的，一个穴名有两个穴位；任、督二脉则是单行线，故任、督二脉上的穴位是单穴，一个穴名只有一个穴位。

2. 经外穴

经外穴又称"奇穴"或"经外奇穴"。经外穴是指具有固定穴名、位置和主治作用，但是不归属于十四经的穴位。

经外穴的分布比较分散，有的在十四经循行路线上，有的不在经脉循行路线上，但却与经络系统有着密切的联系。有些经外穴并不指某一部位，而由多穴位组合而成，如八风、八邪、十宣、华佗夹脊等。

经外穴的主治范围一般比较单纯，常某穴专治某病，有主治特异性。如四缝穴治疗小儿疳积，腰奇穴治疗癫痫，二白穴治疗痔疮，外劳宫治疗落枕，百虫窝治疗皮肤病等。

3. 阿是穴

阿是穴又称"天应穴"、"不定穴"，阿是穴是指无具体名称，无固定位置，无经脉归属，而是以疾病压痛点或其他反应点作为针灸施术部位的一类穴位。它们主要治疗筋肉病证，同时对某些脏腑病证也有较好的疗效。

4. 微针穴

微针穴包括头针、耳针等微刺系统的穴位。

三、穴位的主治规律

穴位的主治范围与其所属经脉、所在部位关系密切，无论是穴位的局部治疗作用还是邻近或远隔部位的治疗作用，都是以经络理论为依据的。因此，穴位的主治规律一般可从穴位的分经、分部两方面来归纳。

1. 分经主治规律

十四经穴位的分经主治是以手足三阴经、手足三阳经及任、督二脉来划分的。各组经穴既有重点主治本经病证的特点，又有主治二经或三经相同病证的共性（表2-2）。

表2-2　十二经穴位的分经主治规律

经名		走向	本经重点主治病证	三经共同主治病证
手三阴经	手太阴经	从胸走向手	肺、喉病	胸部病证
	手厥阴经		心、神志、胃病	
	手少阴经		心、神志病	
手三阳经	手阳明经	从手走向头	前头、鼻、口齿病	头部五官病、热病
	手少阳经		侧头、耳、胁肋病	
	手太阳经		后头、肩胛、神志病	
足三阳经	足阳明经	从头走向足	前头、口齿、咽喉、胃肠病	头部五官病、热病
	足少阳经		侧头、耳、胁肋病	
	足太阳经		后头、目、项、背腰、脏腑病	
足三阴经	足太阴经	从足走向胸	脾、胃病	腹部及前阴病证
	足厥阴经		肝病	
	足少阴经		肾、肺、咽喉病	
任、督脉	督脉	自下而上	中风、昏迷、热病、头面病	神志病、脏腑病、妇科病
	任脉		具有回阳、固脱、强壮作用	

2. 分部主治规律

穴位的主治作用与穴位的部位关系十分密切。由于每一条经脉所属的穴位所处位置不同，其主治病证也有差异。如手阳明大肠经的合谷与迎香穴，迎香穴位于头面部，主治病证以近治作用为主，即治疗面部、口部、鼻部等的病证，而合谷穴位于掌指部，主治病证除近治作用外，还有远治作用，即治疗掌指部病证以及前头部、面部、五官、咽喉、颈项部、肩部、上臂部、肘部、前臂部、腕部等病证。

一般来说，头面部、躯干部、四肢肘和膝关节以上穴位的主治病证以近治作用为主，即治疗穴位所在局部和邻近脏腑、组织、器官的病证；四肢肘和膝关节以下穴位的主治病证，除近治作用外，还有远治作用，即治疗穴位所在局部和邻近以及穴位所属经脉循行所及远隔部位的脏腑、组织、器官的病证。

四、穴位的取穴方法

在拔罐过程中，选穴是否准确直接关系到治疗的效果，以下介绍几种常用的方法：

1. 骨度分寸定位法

骨度分寸定位法是指以骨节为主要标志，测量人体不同部位的长度，作为量取穴位标准的方法。骨度分寸法有横寸和直寸之分。常用的横寸有：两额角发际之间9寸、两乳头之间8寸、两肩胛骨内缘之间6寸。常用的直寸有：前后发际之间12寸、胸骨上窝至胸剑联合9寸、胸剑联合至脐中8寸、脐中至耻骨联合上缘5寸、腋前皱襞至肘横纹9寸、肘横纹至腕横纹12寸、股骨大转子至腘骨下缘19寸、臀横纹至腘横纹14寸、髌骨下缘至外踝尖16寸、耻骨联合上缘至股骨内上髁上缘18寸、胫骨内侧髁下方至内踝尖13寸。特定部位的骨度分寸只能作为取该部位穴位所用（表2-3、图2-10、图2-11、图2-12）。

表2-3　常用的骨度折量寸表

部位	起止点	折量寸	度量法	说明
头面部	前发际正中至后发际正中	12	直寸	用于确定头部经穴的纵向距离
	眉间（印堂）至前发际正中	3	直寸	
	第7颈椎棘突下（大椎）至后发际正中	3	直寸	用于确定前或后发际及其头部经穴的纵向距离
	眉间（印堂）至后发际正中第7颈椎棘突下（大椎）	18	直寸	
	前两额发角（头维）之间	9	横寸	用于确定头前部经穴的横向距离
	耳后两乳突（完骨）之间	9	横寸	用于确定头后部经穴的横向距离

续　表

部位	起止点	折量寸	度量法	说明
胸腹胁部	胸骨上窝（天突）至胸剑联合中点（歧骨）	9	直寸	用于确定胸部任脉经穴的纵向距离
	胸剑联合中点（歧骨）至脐中	8	直寸	用于确定上腹部经穴的纵向距离
	脐中至耻骨联合上缘（曲骨）	5	直寸	用于确定下腹部经穴的纵向距离
	两乳头之间	8	横寸	用于确定胸腹部经穴的纵横向距离
	腋窝顶点至第11肋游离端（章门）	12	直寸	用于确定胁肋部经穴的纵向距离
背腰部	肩胛骨内缘（近脊柱侧点）至后正中线	3	横寸	用于确定背腰部经穴的横向距离
	肩峰缘至后正中线	8	横寸	用于确定肩背部经穴的横向距离
上肢部	腋前、后纹头至肘横纹（平肘尖）	9	直寸	用于确定上臂部经穴的纵向距离
	肘横纹（平肘尖）至腕掌（背）侧	12	直寸	用于确定前臂部经穴的纵向距离
下肢部	耻骨联合上缘至股骨内上髁上缘	18	直寸	用于确定下肢内侧足三阴经穴的纵向距离
	胫骨内侧髁下方至内踝尖	13	直寸	
	股骨大转子至腘横纹	19	直寸	用于确定下肢外后侧足三阳经穴的纵向距离（臀沟至腘横纹相当14寸）
	腘横纹至外踝尖	16	直寸	用于确定下肢外后侧足三阳经穴的纵向距离

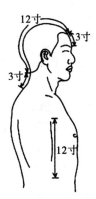

图 2-10　骨度分寸（头部）示意图

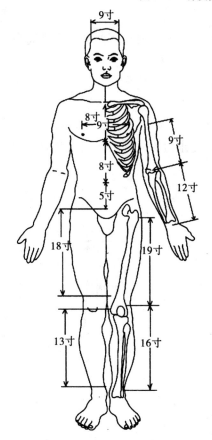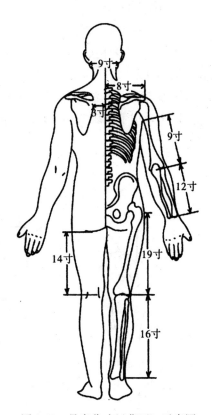

图 2-11　骨度分寸（正面）示意图　　图 2-12　骨度分寸（背面）示意图

2. 解剖标志定位法

解剖标志定位法是以人体体表具有特征的解剖标志为依据，来确定穴位位置的方法。人体的解剖标志有固定标志和活动标志两种。

（1）固定标志：是指各部由骨骼和肌肉所形成的凸起和凹陷、五官轮廓、头发边际、指（趾）甲、乳头、腋窝等标志定取穴位置的方法。

（2）活动标志：是指运用人体各部的关节、肌肉、肌腱、皮肤随着活动而出现的空隙、凹陷、皱纹、尖端等标志来定取穴位置的方法。

3. 手指同身寸取穴法

手指同身寸取穴法是以患者手指的长度或宽度为标准来取穴的方法，简称指寸法。常用的指寸法有中指同身寸、拇指同身寸和横指同身寸3种。

（1）中指同身寸法：是以患者的中指中节屈曲时内侧两端纹头之间作为一寸，可用于四肢部取穴的直寸和背部取穴的横寸。

（2）拇指同身寸法：是以患者拇指指关节的宽度作为一寸，亦适用于四肢部的直寸取穴。

（3）横指同身寸法：又名"一夫法"，将示指、中指、无名指和小指并拢，以中指中节横纹处为准，四指的宽度作为 3 寸。用于四肢部取穴的直寸（图 2-13）。

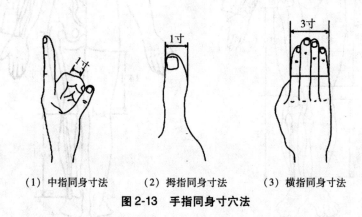

（1）中指同身寸法　　（2）拇指同身寸法　　（3）横指同身寸法

图 2-13　手指同身寸穴法

4. 简便取穴法

简便取穴法是临床上常用的一种简便易行的取穴方法，常作为一种辅助方法使用。如两手虎口自然平直交叉，在示指尽端到达处取列缺；立正姿势，垂手中指端取风市；手半握拳，以中指的指尖切压在掌心的第二横纹上取劳宫穴等。

五、穴位的配穴原则

配穴方法是在选穴原则的基础上，根据各种不同的病证的治疗需要，选择具有协调作用的两个以上的穴位加以配伍应用的方法。

1. 按经脉配穴法

（1）本经配穴法：当某一脏腑、经脉发生病变时，应选该脏腑、经脉的腧穴配成处方。如肺病咳嗽，既可取局部腧穴肺俞、中府，也可取本经之太渊。《灵枢·厥病》载"厥头痛，项先痛，腰脊为应，先取天柱，后取足太阳"等均属于本法的具体运用。

（2）表里配穴法：以脏腑、经脉的阴阳表里的关系为配穴依据。在临床上既可单取其表经腧穴，也可单取里经或表里配合均可。特定穴中的原络配穴法，也是本法在临床上的具体运用。

（3）同名经配穴法：将手足同名经的腧穴相互配合，基于同名经"同气相通"的理论。

2. 按部位配穴法

（1）上下配穴法：将上肢和下肢的腧穴同时选用来治疗同一部位的病变。此法临床应用最广泛。如《百症赋》载："强间（上）丰隆（下）之际，头痛难禁……观其雀目肝气，睛明（上），行间（下）而细推。"《天无太乙歌》："心痛手颤少海间，欲要除根针阴市"以及"八脉交会穴"配合应用等，均属本法的应用。

（2）前后配穴法：前后配穴法亦名"腹背阴阳配穴法"。前指胸腹为阴，后指脊背为阳。本法是以前后部位所在的腧穴配伍成处方的方法。凡脏腑病均可采用此法，如胃脘痛，前取中脘、建里，后配脾俞、脊中等，或用募穴中脘和背俞穴胃俞，即属于本法。

（3）左右配穴法：本法是根据外邪所犯经络的不同部位，在巨刺的原则下配穴成方的方法，它既可左右双穴同取，也可左病取右，右病取左；

既可取经穴，又可取络穴，随病而取，或脏腑经络病涉及双侧时，均左右腧穴同时并取。

第五节　拔罐疗法的取穴原则

拔罐疗法的处方要点是循经拔穴，即拔罐部位的选择，依经络及穴位而定。具体选穴要注意以下原则。

1. 局部取穴与循经取穴

（1）局部取穴：在疾病的局部和邻近部位取穴，包括阿是穴和病理反应点。根据所有穴位都能治疗其所在局部疾病的作用，以及有些穴位还可治疗其附近器官和组织疾病的特点，在肌体的某一部位发生疾病，既可取其局部，也可取其附近的穴位进行治疗。如肘关节部位的疾病。可取曲池、手三里、阿是穴等穴。这是由于病痛的出现，局部经络功能失调，如经气不通所致之病痛等。在病痛处拔罐，就可以调整经络功能，使经气通畅，通则不痛，从而达到治疗疾病的目的。

（2）循经取穴：包括本经、表里经、同名经和特殊穴位的取穴。首先要诊察清楚病变属于哪一经络，哪一脏腑，然后根据经络的循行和络属关系，选择相应经脉的腧穴进行治疗。远端部位的选择是以经络循行为依据的，即刺激经过病变部位经络的远端或疼痛所属内脏的经络的远端，以调整经气，治疗疾病。如牙痛拔合谷、胃腹疼痛选足三里、颈椎病拔曲池等。

2. 辨证取穴与异向取穴

（1）辨证取穴：是指循经取穴，并依据每穴的主治范围进行辨证取穴的方法。如大椎、曲池、外关等有退热作用，在治疗发热时，可在上述穴位处拔罐。内关对心脏有双向调节作用，如心动过缓、心动过速都可选此穴。

（2）异向取穴：是指按上下、左右和交叉取穴的方法。①上病取下，下病取上。如胃脘痛取足三里、内庭；牙痛取合谷；下肢瘫痪取肾俞、大肠俞、秩边；手指无力取肩髃、曲池。②左病取右，右病取左，通常称为健侧取穴法。③交叉取穴，如右踝关节扭伤，可在左腕关节处取穴。此法对于四肢疼痛性疾病尤为适用。

3. 对症取穴与病理反应点

（1）对症取穴：①按穴位特性取穴。如"或针风，先向风府、百会中；或针水，水分挟脐上边取……"。②如胆囊疾病取胆囊穴，落枕取悬钟，带下症取带脉，乳房疾病取乳根，头痛取太阳，感冒取大椎，牙痛取颊车，腹痛取神阙（肚脐）。③可根据病情选择特殊治疗作用的穴位（特定穴）。

（2）病理反应点：不仅对疾病的治疗有意义，对疾病的诊断也有意义。病理反应点，可按经脉循行规律的分布区域，在疾病相对应的体表部分寻找病理反应性诊点或压痛点。脏腑病变多在腰背部部位出现病理反应点。

①肩背区。约第 7 颈椎棘突至第 7 胸椎棘突下的肩背部区域。多用于治疗心、肺及有关组织、器官的疾病，胸背部病症，头面部病症，上肢疼痛、麻木及运动功能障碍等。②腰背区。约第 7 胸椎棘突下至第 1 腰椎棘突下的背腰部区域。多用于治疗肝、胆、脾、胃、大肠、小肠、三焦病及有关组织、器官的病症，上腹部、背腰部病症。③腰骶区。约从第 1 腰椎棘突下至长强穴的腰骶部区域。多用于治疗肝、肾、膀胱、大肠、小肠病及有关组织、器官的病症，并可用于强身壮体保健。

临床上可以根据以上所述分区及主治范围，结合背腰部检查之阳性所得（如反应性诊点、压痛点等）而选定治疗部位。一般按先上后下，先中间后两侧，先左后右的顺序，仔细观察腰背部皮肤有无光泽改变，皮肤潮红与否，有无皮损、脱屑、瘀点、凸起与凹陷等，再按中线（督脉）→脊旁 0.5 寸（华佗夹脊穴）→脊旁 1.5 寸（背俞穴）→脊旁 3 寸→脊旁 4 寸的顺序切诊。切诊时，双手同时对称地检查左右两侧，用循摸、触压等方法，以发现有无压痛、结节，感知肌肉紧张度、皮肤温度和湿度的改变，以及有无酸、麻、胀等敏感反应。

第六节　拔罐疗法常用穴位

经络作为运行气血的通道，能沟通人体表里、脏腑，使之成为一个有机的整体。人体有十二经脉和奇经八脉，全身的穴位分布在这些经脉。拔罐时，常按经络的循行路线进行，因此，掌握好人体经脉和穴位的位置，才能更好地发挥拔罐的效果。

一、手太阴肺经穴

表 2-4   手太阴肺经穴

手太阴肺经穴	穴位名	定位	主治
	中府	在胸部，横平第 1 肋间隙，锁骨下窝外侧，前正中线旁开 6 寸	咳嗽、气喘、肺胀满、胸痛、肩背痛
	尺泽	在肘部，肘横纹上，肱二头肌腱桡侧缘凹陷处	咳嗽、气喘、咳血、胸部胀满、咽喉肿痛、小儿惊风、吐泻

二、手厥阴心包经穴

表2-5　手厥阴心包经穴

手厥阴心包经穴	穴位名	定位	主治
	曲泽	在肘横纹中，肱二头肌腱的尺侧缘	心悸、心烦、口干、呕吐、吐血、肘臂挛痛、热病、风疹、伤寒
	内关	在前臂掌侧，腕掌侧远端横纹上2寸，掌长肌腱与桡侧腕屈肌腱之间	心痛、心悸、胸闷、胃痛、呕吐、热病、偏瘫、失眠、眩晕、偏头痛

三、手少阴心经穴

表2-6　手少阴心经穴

手少阴心经穴	穴位名	定位	主治
	神门	在腕部区，腕掌侧远端横纹尺侧端，尺侧腕屈肌腱的桡侧凹陷处	心痛、心悸、心烦、健忘、失眠、怔忡、呆痴、癫狂、痫症、头痛、胸胁痛

四、手阳明大肠经穴

表 2-7　手阳明大肠经穴

手阳明大肠经穴	穴位名	定位	主治
	合谷	在手背第1、2掌骨间，当第2掌骨桡侧的中点处	头痛、目赤肿痛、咽喉肿痛
	手三里	在前臂背面桡侧，肘横纹下2寸，阳溪与曲池连线上	牙痛颊肿、感冒、手臂肿痛、上肢不遂、中风偏瘫、腹痛、腹泻
	曲池	在肘横纹外侧端，屈肘，当尺泽与肱骨外上髁连线的中点处	咽喉肿痛、热病、齿痛、目赤痛
	肩髃	在肩部三角肌上，臂外展，或向前平伸时，当肩峰前下方凹陷处	肩臂痛、手臂挛急、半身不遂、上肢瘫痪

五、手少阳三焦经穴

表2-8 手少阳三焦经穴

手少阳三焦经穴	穴位名	定位	主治
	外关	在前臂背侧，腕背远端横纹上2寸，尺骨与桡骨之间凹陷处	热病、头痛、目赤肿痛、耳鸣耳聋
	支沟	在前臂背侧，腕背远端横纹上3寸，尺骨与桡骨之间	咳嗽、逆气、目赤肿痛、颈项强痛、耳聋、耳鸣、心痛、热病、肩背酸痛、肋间神经痛、便秘、产后血晕

六、手太阳小肠经穴

表 2-9　手太阳小肠经穴

手太阳小肠经穴	穴位名	定位	主治
	天宗	在肩胛部，肩胛冈中点与肩胛骨下角连线上 1/3 与下 2/3 交点凹陷处	肩胛疼痛、肘臂疼痛、风湿痛、上肢瘫痪、气喘、乳痈
	颧髎	在面部，颧骨下缘，目外眦直下凹陷处	颊肿、面赤、口眼歪斜、牙痛、三叉神经痛

七、足阳明胃经穴

表 2-10 足阳明胃经穴

足阳明胃经穴	穴位名	定位	主治
	地仓	在面部，口角外侧，瞳孔直下，口角旁开 0.4 寸（指寸）	口眼歪斜、面肌痉挛、牙痛颊肿、三叉神经痛
	颊车	在面部，下颌角前上方一横指，咀嚼时咬肌隆起最高点	口眼歪斜、牙关紧闭、牙痛、颊肿、口噤不语
	下关	在面部，颧弓下缘中央与下颌切迹之间凹陷处，闭口取穴	口眼歪斜、牙痛、颊肿、耳聋、耳鸣
	梁门	在上腹部，脐中上 4 寸，前正中线旁开 2 寸	胃痛、腹胀、腹泻、呕吐、食欲不振
	天枢	在腹部，横平脐中，前正中线旁开 2 寸	腹胀肠鸣、绕脐痛、便秘、泄泻、痢疾
	足三里	在小腿前外侧，外膝眼下 3 寸，胫骨前嵴外一横指处	消化系统疾病、头痛、牙痛、精神失常、发热、鼻炎、口眼歪斜、口舌生疮、哮喘、心悸、高血压、腹痛、泄泻

八、足少阳胆经穴

表 2-11 足少阳胆经穴

足少阳胆经穴	穴位名	定位	主治
	风池	在颈后区，枕骨之下，横平风府，胸锁乳突肌上端与斜方肌上端之间的凹陷处	头痛、眩晕，目赤肿痛、目视不明、迎风流泪、面肿、鼻渊、鼻衄、耳聋、耳鸣、头痛发热、颈项强痛、中风、气厥、失眠、癫痫
	肩井	在肩上，前直乳头，第7颈椎棘突（大椎）与肩峰最外侧端连线的中点	头项强痛、肩背疼痛、坐骨神经痛、中风、乳痈、脚气
	居髎	在髋部，髂前上棘与股骨大转子最凸点连线的中点处	腰腿痹痛、瘫痪
	环跳	在臀部，股骨大转子最凸点与骶管裂孔连线的外 1/3 与内 2/3 的交点处	中风、下肢痿痹
	阳陵泉	在小腿外侧，腓骨头前下方凹陷处	胸胁痛、黄疸、下肢痿痹、半身不遂

九、足太阳膀胱经穴

表2-12　足太阳膀胱经穴

足太阳膀胱经穴	穴位名	定位	主治
肺俞 心俞 膈俞 肝俞 脾俞 三焦俞 大肠俞 次髎 胆俞 胃俞 志室 肾俞 承扶 委中 承山	肺俞	在背部，第3胸椎棘突下，旁开1.5寸	咳嗽、气喘、吐血、潮热、盗汗、鼻塞
	心俞	在背部，第5胸椎棘突下，旁开1.5寸	心痛、心悸、气喘、咳嗽、吐血、失眠、健忘、癫狂、痫症、盗汗、梦遗、肩背痛
	膈俞	在背部，第7胸椎棘突下，旁开1.5寸	气喘、咳嗽、心痛、心悸、呕吐、呃逆、吐血、便血、潮热、盗汗
	肝俞	在背部，第9胸椎棘突下，旁开1.5寸	黄疸、胁痛、吐血、目赤、目眩、脊背痛
	胆俞	在背部，第10胸椎棘突下，旁开1.5寸	黄疸、口苦、胃痛、呕吐、胸胁痛、肺痨、潮热
	脾俞	在背部，第11胸椎棘突下，旁开1.5寸	腹胀、黄疸、呕吐、泄泻、痢疾、便血、水肿、背痛
	胃俞	在背部，第12胸椎棘突下，旁开1.5寸	腹胀、腹泻、痢疾、肠鸣、呕吐、消化不良、胃脘痛、胸胁痛

续 表

足太阳膀胱经穴

肺俞
心俞
膈俞
肝俞
脾俞
三焦俞
大肠俞
次髎

胆俞
胃俞
志室
肾俞

承扶

委中

承山

穴位名	定位	主治
三焦俞	在腰部,第1腰椎棘突下,旁开1.5寸	腹胀、腹泻、痢疾、肠鸣、呕吐、水肿、肾炎、遗尿、腰背强痛
肾俞	在腰部,第2腰椎棘突下,旁开1.5寸	耳聋耳鸣、腰痛、遗尿、遗精、阳痿
大肠俞	在腰部,第4腰椎棘突下,旁开1.5寸	腹痛、腹胀、肠鸣、腹泻、痢疾、便秘、腰痛、遗尿
次髎	在骶部,髂后上棘内下方,正对第2骶后孔处	疝气、月经不调、痛经、带下、小便不利、遗精、腰痛、下肢痿痹
志室	在腰部,第2腰椎棘突下,旁开3寸	遗精、阳痿、早泄、遗尿、尿频、小便不利、水肿、月经不调、腰脊强痛
承扶	在大腿后面,臀沟下横纹的中点	腰骶臀股部疼痛、坐骨神经痛、下肢瘫痪、便秘、痔疾
委中	在腘横纹中点,股二头肌腱与半腱肌肌腱的中间	腰痛、下肢痿痹、腹痛、吐泻、小便不利、遗尿
承山	在小腿后面正中,当伸直的小腿或足跟上提时腓肠肌肌腹下出现尖角凹陷处	脱肛、痔疾、便秘、脚气、腰腿拘急疼痛

十、足太阴脾经穴

表 2-13 足太阴脾经穴

足太阴脾经穴	穴位名	定位	主治
	三阴交	在小腿内侧，足内踝尖上 3 寸，胫骨内侧缘后际	腹胀、肠鸣、泄泻、月经不调、失眠
	阴陵泉	在小腿内侧，胫骨内侧髁后下凹陷处	腹胀、腹痛、头痛、便秘、腹泻、黄疸、下肢痿痹、脚气、半身不遂、遗尿
	血海	在股前区，髌底内侧端上 2 寸，股内侧肌的隆起处	月经不调、痛经、崩漏、闭经、风疹、湿疹、丹毒、尿路感染、股内侧痛、膝痛
	大横	在腹中部，脐中旁开 4 寸	腹痛、腹胀、腹泻、便秘、痢疾

十一、足厥阴肝经穴

表2-14 足厥阴肝经穴

足厥阴肝经穴	穴位名	定位	主治
	期门	在胸部，乳头直下，第6肋间隙，前正中线旁开4寸	目眩、面赤、咳喘、吞酸、饥不欲食、呕吐、呃逆、小便不利、癃闭、疝气、难产、乳汁不足、胸胁胀满疼痛、胸中热、疟疾、伤寒热入血室
	太冲	在足背侧，第1、2跖骨间，跖骨底结合部前方凹陷中，触及动脉搏动处	头痛、眩晕、目赤肿痛、咽痛嗌干、耳鸣、耳聋、心烦、失眠、急躁易怒、郁闷、胁痛、癫痫、小儿惊风、腰脊疼痛、瘰疬、月经不调、经闭、痛经、崩漏、带下、乳痈、精液不足、遗尿、癃闭

十二、足少阴肾经穴

表 2-15　足少阴肾经穴

足少阴肾经穴	穴位名	定位	主治
涌泉	涌泉	在足底部，屈足卷趾时足心最凹陷处，约当足底第 2、3 趾蹼缘与足跟中点连线的前 1/3 与后 2/3 交点上	咳嗽、气喘、咽喉肿痛、咳血、肺痨、头痛、头昏、目眩、鼻衄、失音、失眠、便秘、小便不利、小儿惊风、癫狂、昏厥、阳痿、经闭、难产、足心热、下肢瘫痪

十三、任脉穴位

表 2-16　任脉穴位

任脉穴位	穴位名	定位	主治
天突　膻中　中脘　神阙　气海　关元　中极	中极	在下腹部，前正中线上，脐中下 4 寸	小腹痛、疝气、小便不利、遗尿、遗精、阳痿、早泄、月经不调、痛经、崩漏、带下、功能性子宫出血、不孕、滞产、产后恶露不止、胞衣不下
	关元	在下腹部，前正中线上，脐中下 3 寸	腹痛、疝气、泄泻、痢疾、脱肛、便血、小便不利、遗尿、尿频、尿闭、遗精、阳痿、早泄、月经不调、痛经、经闭、崩漏、带下、产后恶露不止、中风脱症、虚痨赢瘦

续 表

任脉穴位	穴位名	定位	主治
	气海	在下腹部，前正中线上，脐中下1.5寸	腹痛、疝气、泄泻、痢疾、便秘、遗尿、遗精、阳痿、月经不调、痛经、经闭、崩漏、带下、子宫脱垂、形体羸瘦、四肢乏力
	神阙	在脐区，脐中央	腹痛、腹胀、肠鸣、腹泻、便秘、脱肛、小便不禁、月经不调、不孕、虚脱、水肿、休克
	中脘	在上腹部，前正中线上，脐中上4寸	腹痛、腹胀、肠鸣、泄泻、便秘、便血、呕吐、呃逆、反胃、吞酸、纳呆、食不化、疳积、膨胀、黄疸、哮喘、头痛、失眠、惊悸、怔忡、癫痫、惊风、产后血晕、胁下坚痛、虚劳吐血
	膻中	在胸部，前正中线上，横平第4肋间隙，两乳连线之中点处	咳嗽、气喘、胸痛、心悸、噎膈、呕吐、乳汁不足、乳痈
	天突	仰靠坐位。在颈部，前正中线上，胸骨上窝中央	咳嗽、哮喘、咯吐脓血、咽喉肿痛、声音嘶哑、胸中气逆、瘿气、噎膈、梅核气

天突
膻中
中脘
神阙
气海
关元
中极

十四、督脉穴位

表 2-17　督脉穴位

督脉穴位	穴位名	定位	主治
	腰阳关	在腰部，后正中线上，第4腰椎棘突下凹陷处	月经不调、赤白带下、遗精、阳痿、便血、腰骶疼痛、下肢痿痹
	命门	在腰部，后正中线上，第2腰椎棘突下凹陷处	头痛、耳鸣、遗尿、尿频、泄泻、月经不调、赤白带下、白浊、遗精、阳痿、早泄、癫痫、惊恐、腰脊强痛、手足逆冷
	大椎	在后正中线上，第7颈椎棘突下凹陷处	咳嗽、喘逆、头痛、项强、骨蒸潮热、盗汗、热病、感冒、胃寒、疟疾、霍乱、黄疸、风疹、中暑、呕吐、小儿惊风、癫痫、肩背痛、腰脊强

十五、经外奇穴

表 2-18　经外奇穴

经外奇穴	穴位名	定位	主治
	印堂	在额部，两眉头之间	头痛、头晕、失眠、健忘、目赤肿痛、鼻渊、鼻衄、呕吐、产妇血晕、子痫、小儿惊风、三叉神经痛
	太阳	在颞部，眉梢与目外眦之间，向后约 1 横指的凹陷处	头痛、面瘫、目赤肿痛、目翳、鼻衄、口眼歪斜、失眠、健忘、癫痫
	颈臂	在颈部，锁骨上缘，锁骨上窝中央至锁骨内侧端之中点	上肢瘫痪、肩臂手指麻木、疼痛
	肩前	腋前皱襞顶端与肩髃穴连线的中点	肩臂痛
	落枕	手背第 2、3 掌骨间，掌指关节后约 0.5 寸	落枕、手指麻木、手指屈伸不利
	腰痛	在手背侧，第 2、3 掌骨间及第 4、5 掌骨间，腕背侧远端横纹与掌指关节的中点处，一侧 2 次，左右共 4 穴	腰痛、腕痛、急性腰扭伤、急慢惊风
	胆囊	在小腿外侧上部，腓骨小头前下方凹陷处（阳陵泉）直下 2 寸	胆囊炎、胆石症、胆道蛔虫症、胆绞痛、胸胁痛、腰腿痛、下肢痿痹、下肢瘫痪

第三章　内科常见病拔罐疗法

第一节　感　冒

感冒是由病毒或细菌引起的上呼吸道感染性疾病。男女老幼均易感染，一年四季皆可发病，以冬春寒冷季节多见，气候骤变时发病增多，受寒冷、淋雨等可诱发。中医将感冒分为风寒感冒、风热感冒和暑湿感冒。当气温下降时，因饮食不节制、生活不规律、工作过于劳累而导致人体的抗病力下降，加上受寒的原因，人们很容易感冒，这种感冒就属于风寒感冒；通常如果人体过量食用辛辣油腻食物会导致内热聚集，甚至出现便秘、上火等症状，而此时，如果不小心淋雨或着凉，就很容易导致风热感冒；在炎热的夏天，人们常常怕热贪凉，在露天或通风处睡觉，空调下工作，过量食用寒凉食物及生冷瓜果。然而，在感受凉意的同时，身体却受到不好的影响，很容易遭受暑湿而导致暑湿感冒。

感冒一般需要药物治疗，如果服用感冒药仍缠绵不愈，可以尝试拔罐疗法。拔罐法治疗感冒主要通过借助罐体的内压，依靠大罐边缘吸附皮肤，牵拉挤压浅层肌肉，刺激经络、穴位，以祛除外邪，宣肺解表，从而达到治愈感冒的目的。家庭可以选用火罐或真空罐，有条件的地方可以选用其他方法。

【症状】

（1）风寒感冒：表现为发热轻或不发热，恶寒怕冷，无汗，头身肢体酸痛，鼻塞声重，流清涕，喉痒咳嗽，痰稀色白，舌淡苔薄，脉浮紧。

（2）风热感冒：表现为发热较重，微恶风，汗出，头胀痛，鼻塞，流黄涕，咽干或肿痛，口渴，咳嗽痰黄，舌边尖红，苔薄黄，脉浮数。

（3）暑湿感冒：表现为身热不扬，微恶风，汗出不畅，头昏胀重，肢节酸重，痰黏涕浊，胸闷恶心，苔黄而腻，脉濡数。

方法一：火罐法

【穴位选配】 主穴：大椎、风门、肺俞；配穴：咽痛配少商，头痛配太阳、印堂，喉痒干咳较重者配天突（图3-1）。

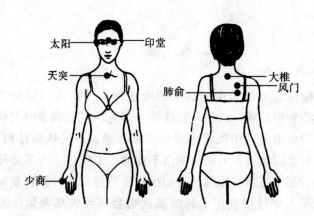

图 3-1 感冒拔罐穴位图（方法一）

【拔罐方法】

（1）患者取俯卧位，选择大小合适的罐子，将罐拔在所选的穴位上，留罐 10~15 分钟。每日或隔日 1 次，3 次为 1 疗程。

（2）咽喉较痛者，可于少商穴或双耳尖点刺放血数滴。

（3）头痛较重者，改仰卧位加太阳、印堂穴留罐。

（4）发热较重者，大椎穴刺血拔罐。先用三棱针用中强刺激手法，点刺大椎 2~3 下，立即在针刺部位拔火罐，留罐 5~10 分钟，以微出血为度。

（5）喉痒干咳较重者，加天突穴留罐法。

方法二：闪罐法

【穴位选配】 背部足太阳膀胱经内侧循行线（大杼→白环俞）（图3-2）。

【拔罐方法】

（1）患者取俯卧位，充分暴露背部，首先在所选的经脉上涂抹适量的润滑油。

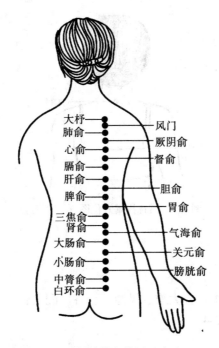

大杼————风门
肺俞————厥阴俞
心俞————督俞
膈俞
肝俞
脾俞————胆俞
　　　　胃俞
三焦俞
肾俞————气海俞
大肠俞———关元俞
小肠俞———膀胱俞
中膂俞
白环俞

图3-2　感冒拔罐穴位图（方法二）

（2）选择中号的火罐或抽气罐，将罐拔在背部，沿着足太阳膀胱经内侧循行线的大杼→白环俞之间上下来回推拉走罐，以皮肤潮红或出现紫红色瘀血为度，最后在大椎穴留罐5分钟。

（3）起罐后擦净皮肤上的油迹。

方法三：刺络拔罐法

【穴位选配】　大椎（图3-3）。

【拔罐方法】

（1）先用三棱针用中强刺激手法，点刺大椎2~3下，立即在针刺部位拔火罐，留罐5~10分钟，以微出血为度。

（2）根据患者自觉症状消除的程度决定拔罐的次数，如病情不减，可在原部位连续拔罐1~2次，直至症状消失为止。

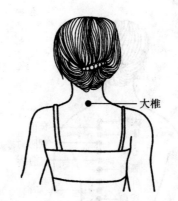

图 3-3　感冒拔罐穴位图（方法三）

方法四：针罐法

【穴位选配】　主穴：大椎、风池、合谷。配穴：风寒感冒配列缺；风热感冒配外关（图 3-4）。

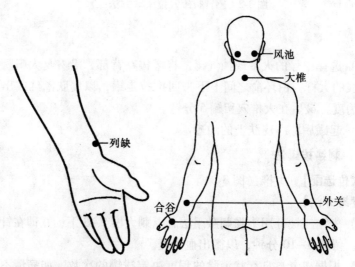

图 3-4　感冒拔罐穴位图（方法四）

【拔罐方法】

（1）消毒穴位皮肤后，用1.5寸毫针刺入穴位中，施以平补平泻法，留针20分钟，中间行针1~2次。

（2）起针后用闪火法将罐吸拔在大椎穴处，留罐10~15分钟。每日1次。

方法五：药罐法

【穴位选配】　大椎、肺俞、风池、尺泽（图3-5）。

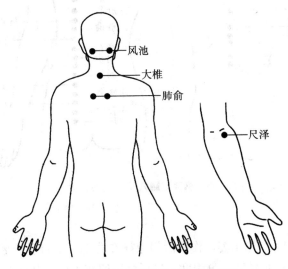

图3-5　感冒拔罐穴位图（方法五）

【拔罐方法】　先将银翘散（金银花30g，连翘30g，豆豉15g，牛蒡子12g，薄荷10g，桔梗10g，竹叶10g，甘草10g）或桑菊饮（桑叶10g，菊花10g，连翘15g，薄荷6g，杏仁10g，桔梗10g，甘草10g，芦根15g）在锅内加水煎煮，开锅20分钟后，将竹罐入药水中煮2~3分钟，然后用镊子将罐夹出，罐口朝下甩去药液，用毛巾捂一下罐口把水吸干，立即吸拔在穴位上，留罐10~20分钟。每日1次。

方法六：走罐法

【穴位选配】　①督脉：大椎至中枢穴；②膀胱经：背部膀胱经夹脊两侧循行线（图3-6）。

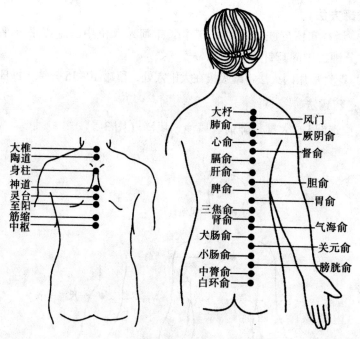

大椎
陶道
身柱
神道
灵台
至阳
筋缩
中枢

大杼　　　　　　风门
肺俞　　　　　　厥阴俞
心俞　　　　　　督俞
膈俞
肝俞　　　　　　胆俞
脾俞　　　　　　胃俞
三焦俞
肾俞　　　　　　气海俞
大肠俞　　　　　关元俞
小肠俞　　　　　膀胱俞
中膂俞
白环俞

图 3-6　感冒拔罐穴位图（方法六）

【拔罐方法】　先用姜汁作润滑剂涂抹在背部，沿督脉及膀胱经循行部位来回走罐以皮肤呈紫红色为度，最后将罐留在大椎、肺俞上20分钟。每日1次。

愛心貼士

（1）在拔罐时要注意保持室内温度，风寒感冒患者在拔罐的留罐期间应注意保暖，起罐后要立即穿好衣服，或覆盖被子助汗，同时可饮姜糖水和解表药，以增强拔罐的祛风散寒作用。

（2）在冬春疾病流行季节要做好预防工作，经常从事户外耐寒锻炼，提高抗病能力；常开门窗，保持室内空气流通。

（3）对拔罐疗法效果不明显者，应及时配合其他疗法治疗，以免贻误病情。

第二节　咳　　嗽

咳嗽是机体对侵入气道病邪的保护性反应，是呼吸系统疾病的主要症状。中医将有声无痰称咳，有痰无声称嗽。临床一般声痰并见，故并称咳嗽。全年均可发病，尤以冬、春季多见。中医认为咳嗽外因主要是外邪六淫袭肺，内因主要是各脏腑的功能失调，病及于肺。临床上根据发病原因分为外感咳嗽和内伤咳嗽两大类。

【症状】

（1）外感咳嗽：咳嗽病程较短，起病急骤，或兼有表证。

①外感风寒：咳嗽声重，咳痰稀薄色白，鼻塞流涕，咽喉作痒，头痛，恶寒发热，形寒无汗，肢体酸楚，苔薄白，脉浮紧。

②外感风热：咳嗽气粗，咳痰黏稠、色黄，咽痛，或声音嘶哑，身热头痛，汗出，微恶风。舌尖红，苔薄黄，脉浮数。

（2）内伤咳嗽：咳嗽起病缓慢，病程较长，可兼脏腑功能失调症状。

①痰湿阻肺：咳嗽痰多、色白，呈泡沫状，易于咳出，胸脘痞闷，腹胀纳差。舌淡苔白腻，脉濡滑。

②肝火灼肺：气逆咳嗽，阵阵而作，痰少而黏，不易咳吐，引胁作痛，面赤咽干，目赤口苦，舌边尖红，苔薄黄少津，脉弦数。

③肺阴亏虚：干咳，咳声短，以午后黄昏为剧，少痰，或痰中带血，潮热盗汗，形体消瘦，两颊红赤，神疲乏力，舌红少苔，脉细数。

方法一：火罐法

【穴位选配】　风门、肺俞、身柱、外关（图3-7）。

【拔罐方法】

（1）患者取俯卧位，依次找到风门穴、肺俞穴、身柱穴。右手持罐，左手点燃棉球伸入罐内迅速转1圈后抽出，将火罐拔在风门穴、肺俞穴、身柱穴上，留罐15分钟。

（2）再取仰卧位，找到外关穴。将火罐拔在外关穴上，留罐15分钟。

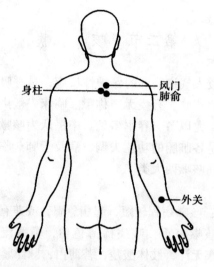

图 3-7　咳嗽拔罐穴位图（方法一）

方法二：刺络拔罐法

【穴位选配】　大杼、曲池、风门、肺俞、尺泽、鱼际（图 3-8）。

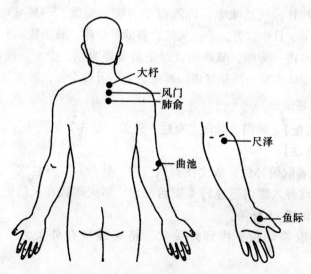

图 3-8　咳嗽拔罐穴位图（方法二）

【**拔罐方法**】　先用三棱针点刺至微出血，然后进行拔罐，留罐 15~20 分钟。每日 1 次，每次选 3 穴，交替使用。

方法三：走罐法

【**穴位选配**】　大椎、身柱、风门、肺俞、定喘（图 3-9）。

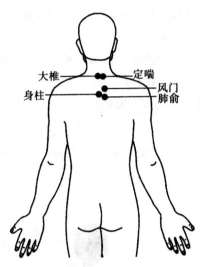

图 3-9　咳嗽拔罐穴位图（方法三）

【**拔罐方法**】

（1）患者取俯卧位，首先在督脉的大椎穴至阳穴及足太阳膀胱经的大杼穴至膈俞穴间走罐法。

（2）然后在大椎穴、身柱穴、风门穴、肺俞穴、定喘穴采用留罐法，留罐 10~15 分钟。每日或隔日 1 次，3 次为 1 疗程。

爱心贴士

（1）患者应加强体育锻炼，增强体质，注意保暖，防止感冒。

（2）戒烟酒。忌食辛辣、肥甘厚味及寒凉食物。

（3）保证充足睡眠，睡觉时可将头部垫得稍高一些，可采取侧位，保持呼吸道通畅。

第三节 支气管炎

支气管炎是指气管、支气管黏膜及其周围组织的慢性非特异性炎症，临床上分为急性支气管炎和慢性支气管炎，一年四季皆可发病，以春冬两季为常见。中医认为急性支气管炎属于"外感咳嗽"范畴，多因外邪袭肺而伴有表证。慢性支气管炎属于"内伤咳嗽"、"痰饮"范畴，多因脾、肾先病，而累及于肺所致。通过拔取督脉大椎穴、身柱穴和足太阳膀胱经膈俞穴等穴位可以清邪热、养血和营、理气止痛。

【**症状**】 以咳嗽、咯痰为主要症状。

方法一：火罐法

【**穴位选配**】 中府、天突、膻中、气海、足三里、大椎、肺俞、肾俞、脾俞、膏肓（图 3-10）。

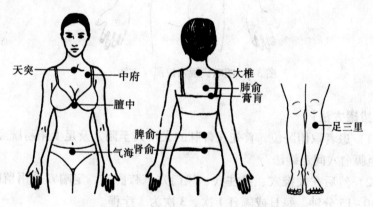

图 3-10 支气管炎拔罐穴位图（方法一）

【**拔罐方法**】

（1）患者取仰卧位，选择大小合适的罐子，将罐子拔在中府、天突、膻中、气海、足三里等穴位上，留罐 10~15 分钟。然后取俯卧位，采用同样的方法在大椎、肺俞、肾俞、脾俞、膏肓等穴位上治疗。

（2）每周 2~3 次，10 次为 1 疗程。疗程期间休息 1 周。

方法二：刺络拔罐法

【穴位选配】 大椎、风门、膻中、身柱、肺俞、中府（图3-11）。

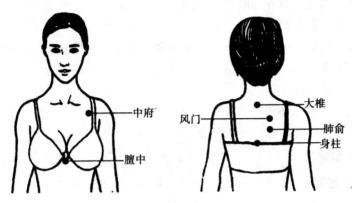

图3-11 支气管炎拔罐穴位图（方法二）

【拔罐方法】 取大椎、风门、膻中或身柱、肺俞、中府，行刺络拔罐法。先用三棱针点刺放血，然后在点刺部位拔罐，两组穴位交替应用，每次1组穴位，每日1次。

爱心贴士

(1) 慢性支气管炎复发的主要诱因是感染，特别是上呼吸道感染，因此需加强体育锻炼，增强体质，注意保暖，防止感冒。

(2) 戒烟对防治本病有重要意义。

(3) 本病急性发作时，应积极配合药物治疗。

(4) 适当进行体育锻炼并尽量选择不太刺激的项目，以利改善呼吸系统的机能，增强对寒冷和疾病的抵抗力。

第四节　支气管哮喘

支气管哮喘系因外界因素引起的一种支气管反应过度增高，导致气道可逆的痉挛、狭窄的疾病病。本病可发于任何年龄，外源性哮喘常有过敏反应，吸入过敏源引起支气管平滑肌痉挛、收缩、黏膜充血、水肿、分泌增加等出现哮喘；内源性哮喘常由于呼吸道感染、寒冷等刺激所诱发。坚持拔罐能有效缓解哮喘。

【症状】　在易感者中，哮喘会引起反复发作的喘息、气促、胸闷和咳嗽等症状，还常常伴有广泛而多变的呼气流速受限。

方法一：留罐法

【穴位选配】　天突、中府、膻中、神阙、大椎、肺俞、膈俞、脾俞、肾俞、膏肓（图 3-12）。

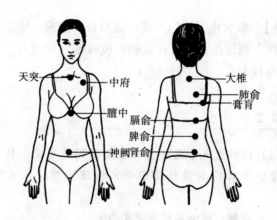

图 3-12　支气管哮喘拔罐穴位图（方法一）

【拔罐方法】

（1）患者首先取仰卧位，选择大小合适的罐子，拔在腹面穴位天突、中府、膻中、神阙。留罐 10~15 分钟。

（2）然后取俯卧位，采用同样的方法在背部穴位大椎、肺俞、膈俞、脾俞、肾俞、膏肓上进行治疗。

（3）每周2~3次，7次为1疗程。疗程期间休息1周。

方法二：走罐法

【穴位选配】　任脉的天突→膻中、督脉的大椎→至阳、足太阳膀胱经的大杼→膈俞（图3-13）。

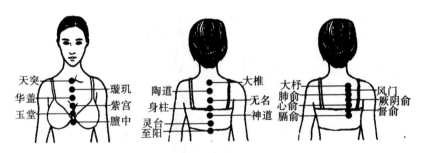

图3-13　支气管哮喘拔罐穴位图（方法二）

【拔罐方法】

（1）患者首先取仰卧位，在所选的经脉上涂抹适量的润滑油。

（2）选择大小合适的罐子，将罐拔在任脉天突→膻中的穴位上，做上下来回走罐数次，直至局部皮肤潮红，起罐后擦净皮肤上的油迹。

（3）然后取俯卧位，采用同样的方法在大椎→至阳之间做上下来回的走罐。

（4）最后在太阳膀胱经的大杼→膈俞之间进行走罐。

（5）每周2~3次，7次为1疗程，疗程间休息1周。

方法三：刺络拔罐法

【穴位选配】　大椎、定喘、肺俞、膏肓、脾俞、肾俞（图3-14）。

【拔罐方法】

（1）在大椎穴、定喘穴、肺俞穴等穴位上行刺血罐法，在膏肓穴、脾俞穴、肾俞穴采用留罐法，留罐10~15分钟。

（2）2~3日1次，5次为1疗程。

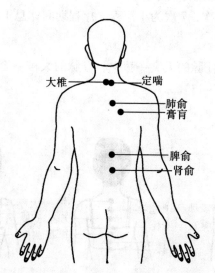

大椎   定喘
肺俞
膏肓
脾俞
肾俞

图 3-14 支气管哮喘拔罐穴位图（方法三）

❤*爱心贴士*

（1）轻症患者可用单纯拔罐法治疗，重症患者应配合药物治疗。

（2）在治疗过程中，尤需避免鱼蟹饮食，烟尘刺激等诱发因素，并进行适当锻炼、调养正气，增强适应能力。

（3）加强体育锻炼，避免接触过敏源，注意保暖，防止感冒。

第五节 呃 逆

呃逆俗称"打嗝"。呃逆可单独发生，其症轻微，也可继发于其他急慢性疾病。中医认为呃逆的发生，主要是胃气上逆动膈所致。采用拔罐疗法，拔取身体上的相关穴位，能够有效地治疗呃逆。

【症状】 患者自觉胸闷气逆，喉间呃逆连声，声短而频，不可自制，甚至妨碍说话、咀嚼、呼吸和睡眠，间隙时间不定。

方法一：留罐法

【穴位选配】　中脘、气海、天枢、大椎、膈俞、肝俞（图 3-15）。

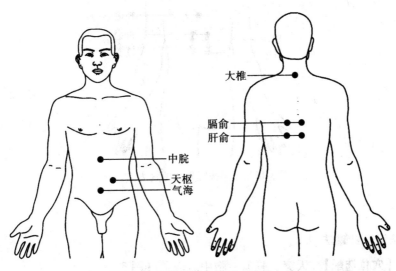

图 3-15　呃逆拔罐穴位图（方法一）

【拔罐方法】

（1）患者先取仰卧位，在中脘穴、气海穴、天枢穴采用留罐法，留罐 10~15 分钟。

（2）再取俯卧位，在大椎穴、膈俞穴、肝俞穴采用留罐法，留罐 10~15 分钟。

（3）每日 1~2 次，3 次为 1 疗程。

方法二：刺络拔罐法

【穴位选配】　大椎、肝俞、神道、胆俞、脾俞、胃俞（图 3-16）。

【拔罐方法】　用三棱针点刺上述诸穴，然后拔罐 15 分钟，每天或隔天一次。

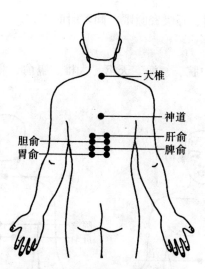

图 3-16　呃逆拔罐穴位图（方法二）

方法三：针罐法

【穴位选配】　天突、膈俞、膻中、内关（图 3-17）。

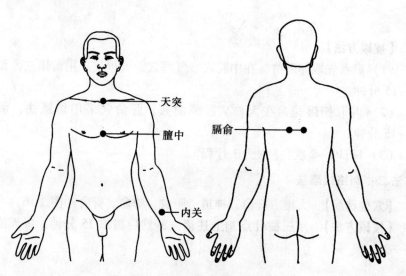

图 3-17　呃逆拔罐穴位图（方法三）

【拔罐方法】 用 2.5 寸针先刺天突穴得气后拔针，不留针；然后采用提插泻法针双足三里，留针 30 分钟，每 10 分钟捻针一次。如呃逆不止，使用 1 寸针点刺膈俞穴，不留针。针后于该拔火罐 15 分钟。若呃逆仍不止，用 1.5 寸针刺膻中穴用泻法，使针感向天突穴方向上行。

爱心贴士

(1) 进餐时，不要喝太多的饮料和水。喝太多水会冲淡消化液，导致呃逆加重。

(2) 慢点吃东西。吃得越慢，气体越难以进入胃中。吃得快则正好相反。

(3) 在咽下食物的时候尽可能咀嚼彻底。每口咀嚼 20 次可以有效减少气体进入胃中。

(4) 避免嚼口香糖。吞咽唾沫使得气体一同进入胃中。如果必须咀嚼口香糖，则应确保咀嚼时候嘴巴紧闭。

(5) 避免吃一些容易产生气体的食物。比如洋葱、牛奶、冰淇淋、酒精饮料、薄荷和巧克力。

第六节 腹 痛

腹痛是指胃脘以下，耻骨毛际以上的部位发生疼痛为主要表现的病症。作为一个症状，可发生于胃肠痉挛，胃肠功能紊乱，消化不良等多种疾病中。虽然腹痛的病因很多，但最常见的多因外感风寒，邪入腹中；或暴饮暴食，脾胃运化无权；或过食生冷，进食不洁；或脾胃阳气虚弱，气血产生不足，经脉脏腑失其温养。根据病因及发作时特点的不同，一般分为湿热壅滞、虚寒腹痛及肝气郁滞 3 型。

【症状】

(1) 湿热壅滞：腹部胀痛，拒按，大便秘结，或泄后不爽，伴有胸闷不舒，烦渴引饮，身热自汗，小便短赤，舌红，苔黄燥或黄腻，脉滑数。

(2) 虚寒腹痛：腹痛绵绵，时作时止，喜热恶冷，痛时喜按，饥饿时或劳累后加重，得食休息后减轻，精神疲倦，四肢乏力、发冷，气短，不想说话，怕冷，食欲差，面色无华，大便质稀薄，舌淡，苔薄白，脉沉细。

（3）肝气郁滞：脘腹疼痛，胀满不舒，两胁下胀痛，常痛引腹部两侧，时好时差，嗳气或矢气后则自觉舒服，遇忧思恼怒则疼痛加剧，舌边红，苔薄白或微黄，脉弦。

方法一：刺络拔罐法

【穴位选配】 压痛点（图3-18）。

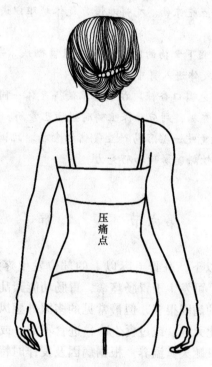

图 3-18 腹痛拔罐穴位图（方法一）

【拔罐方法】 在脊柱两侧触到压痛点，常规消毒皮肤，用三棱针在每侧痛点上划 2 条 2cm 长纵行平行切口，以不见血为度，将罐拔在切口上。15 分钟后取罐，清除瘀血，仍在原来部位重复拔罐 15 分钟。

方法二：针罐法

　　【穴位选配】　①中脘、天枢、气海、足三里、阴陵泉；②膈俞、脾俞、胃俞、大肠俞、肝俞（图 3-19）。

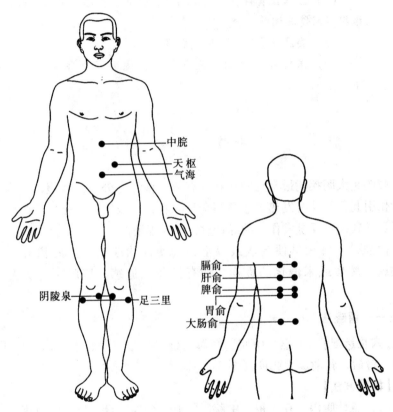

图 3-19　腹痛拔罐穴位图（方法二）

　　【拔罐方法】

　　（1）每次选择一组，隔日治疗一次。先用毫针针刺所选择的穴位，采用捻转补法，取得针感后，选择恰当的火罐，用闪火罐法将罐拔于针上，留罐 15 分钟，等到皮肤出现瘀血现象后起罐拔针。

　　（2）每周治疗 3 次，8 次为 1 疗程。

爱心贴士

(1) 注意疼痛的性质、部位，做出早期诊断，积极治疗避免延误病情。

(2) 注意饮食得当，切忌酒辣、燥热、生冷、不洁食物，要根据不同情况调整饮食。

(3) 要注意冷暖变化增减衣服。

(4) 保持心情愉快，避免刺激、适当参加体育锻炼增强体质。

第七节　腹　泻

腹泻是大肠疾病最常见的症状，有急、慢性之分。急性腹泻多为外感与食伤引起，并伴有发热、恶寒等全身症状，多属实证；慢性腹泻多为脾肾不足导致，且反复发作、缠绵难愈，多为虚证。

【症状】　每天排便 3 次或以上，粪便性状改变，粪质稀薄，或带有黏液、脓血或未消化的食物，伴有排便急迫感、肛门不适、失禁等症状。

方法一：留罐法

【穴位选配】　天枢、中脘、气海、合谷、足三里、上巨虚、三阴交、脾俞、胃俞、肾俞、大肠俞（图 3-20）。

【拔罐方法】

(1) 急性腹泻，在天枢、中脘、气海、合谷、足三里、上巨虚、三阴交采用留罐法，留罐 10~15 分钟。每日 1~2 次，3~5 次为 1 疗程。

(2) 慢性腹泻，再在脾俞、胃俞、肾俞、大肠俞采用留罐法，留罐 10~15 分钟。每周 2~3 次，10 次为 1 疗程。

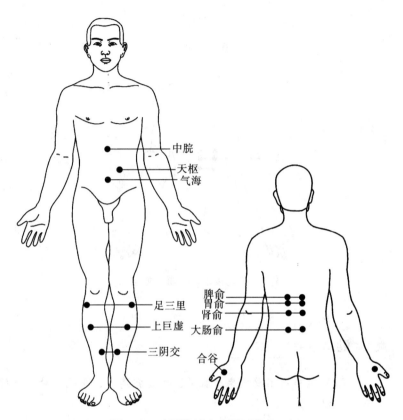

图 3-20　腹泻拔罐穴位图（方法一）

方法二：走罐法+留罐法

【**穴位选配**】　脾俞、胃俞、肾俞（图 3-21）。

【**拔罐方法**】

（1）在背部足太阳膀胱经的内侧循行线上采用走罐法。急性腹泻用浅吸快移法，至皮肤明显潮红，每日 1 次；慢性腹泻用深吸慢移法来回走罐3~5 遍。

（2）然后在脾俞穴、胃俞穴、肾俞穴采用留罐法，留罐 5~10 分钟，2~3 日 1 次，10 次为 1 疗程。

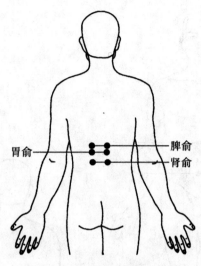

胃俞　　脾俞　　肾俞

图 3-21　腹泻拔罐穴位图（方法二）

爱心贴士

（1）拔罐后不要吃生冷瓜果，饮食宜清淡，忌吃肥甘厚味的食物，以免加重腹泻。

（2）若急性胃肠炎或溃疡性结肠炎等因腹泻频繁而出现脱水现象者，应配合输液等综合疗法。

第八节　便　秘

便秘是消化系统疾病的常见症状之一，是由于大肠运动缓慢，水分被吸收过多，粪便干燥坚硬，滞留肠腔，艰涩难下，不易排出体外。中医认为便秘多由燥热内结、气机郁滞、津液不足和脾肾两虚所引起。

【症状】　大便秘结不通，排便时间延长，或欲大便而艰涩不畅为特征。若便秘溲赤，面红腹胀，心烦纳呆，嗳气则舒者，为胃肠积热；若大便不畅，努责汗出，气短，面色无华，头晕目眩，心悸者，为气血不足。

方法一：按摩罐法

【穴位选配】 脾俞、胃俞、大肠俞、天枢、气海、关元、大横、梁丘、照海（图 3-22）。

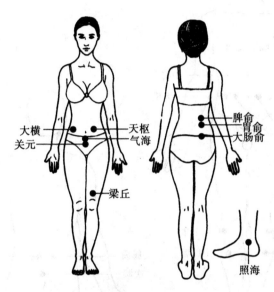

大横
关元
天枢
气海
脾俞
胃俞
大肠俞
梁丘
照海

图 3-22 便秘拔罐穴位图（方法一）

【拔罐方法】 先对上述各穴按摩 10~15 分钟，然后选用 5~6 个穴位拔罐，留罐 15~20 分钟。每日 1 次，5 次为 1 疗程，两个疗程之间间隔 3 天。

方法二：留罐法

【穴位选配】 中脘、天枢、大横、支沟、曲池、足三里、上巨虚、大肠俞、次髎（图 3-23）。

【拔罐方法】

（1）先取仰卧位，在中脘、天枢、大横、支沟、曲池、足三里、上巨虚采用留罐法，留罐 10~15 分钟。

（2）再取俯卧位，在大肠俞、次髎穴采用留罐法，留罐 10~15 分钟。

（3）每周 2~3 次，10 次为 1 疗程。

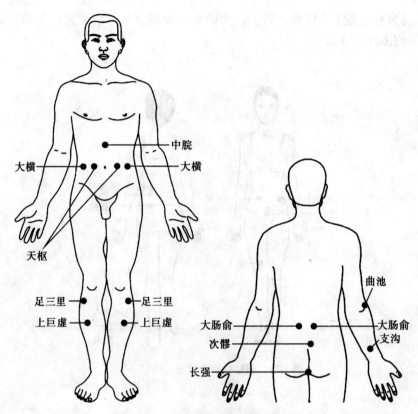

图 3-23 便秘拔罐穴位图（方法二）

方法三：走罐法

【穴位选配】 脾俞、白环俞（图 3-24）。

【拔罐方法】

（1）在背部足太阳膀胱经内侧循行线的脾俞穴至白环俞穴之间采用走罐法。

（2）每周 2~3 次，10 次为 1 疗程。

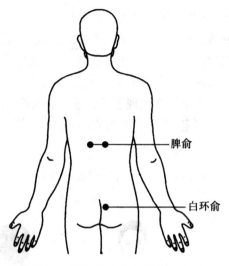

脾俞

白环俞

图 3-24　便秘拔罐穴位图（方法三）

爱心贴士

(1) 注意饮食调整，多吃蔬菜、水果及富含纤维素的食物。

(2) 避免久坐不动，常做腹肌运动，促进肠蠕动，适当参加体育锻炼，养成定时排便的习惯。

(3) 心脏病、高血压患者，应尽量先采用其他方法缓解病情。

第九节　慢性胃炎

慢性胃炎是指不同病因引起的胃黏膜的慢性炎症或萎缩性病变。其实质是胃黏膜上皮遭受反复损害后，由于黏膜特异的再生能力，以致黏膜发生改建且最终导致不可逆的固有胃腺体的萎缩，甚至消失。根据病理表现，可分为浅表性胃炎、慢性萎缩性胃炎、糜烂性胃炎和肥厚性胃炎四种。中医认为慢性胃炎由气滞、脾虚、血瘀等诸邪阻滞于胃或胃络失养所致。平时经常拔罐能缓解炎症助消化。

【症状】 缺乏特异性症状，症状的轻重与胃黏膜的病变程度并非一致。大多数病人常无症状或有程度不同的消化不良症状如上腹隐痛、食欲减退、餐后饱胀、反酸等。慢性萎缩性胃炎患者可有贫血、消瘦、舌炎、腹泻等，个别患者伴黏膜糜烂者上腹痛较明显，并可有出血，如呕血、黑便。症状常常反复发作，无规律性腹痛，疼痛经常出现于进食过程中或餐后，多数位于上腹部、脐周、部分患者部位不固定，轻者间歇性隐痛或钝痛、严重者为剧烈绞痛。

方法一：留罐法

【穴位选配】 肝俞、脾俞、胃俞、中脘、梁门、足三里（图3-25）。

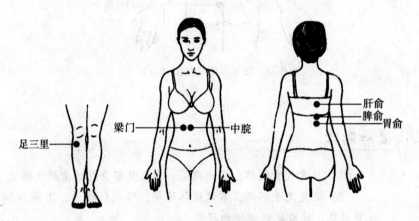

图 3-25　慢性胃炎拔罐穴位图（方法一）

【拔罐方法】

（1）先取俯卧位，用真空罐或火罐吸拔于肝俞、脾俞、胃俞，留罐10~15分钟。

（2）再取仰卧位，拔中脘、梁门、足三里，留罐10~15分钟。

（3）每日治疗1次，10次为1疗程。

方法二：走罐法

【穴位选配】 肝俞、脾俞、胃俞（图3-26）。

【拔罐方法】

（1）取俯卧位，在背部涂抹适量的按摩乳，选择大小适宜的玻璃罐或竹

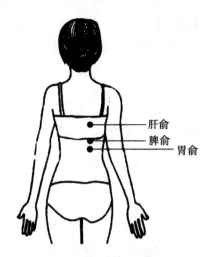

图 3-26 慢性胃炎拔罐穴位图（方法二）

罐，用闪火法将罐吸拔于背部，然后沿背部脊柱两侧的足太阳膀胱经循行，重点在肝俞、脾俞、胃俞，做上下来回走罐数次，直至局部皮肤潮红。

（2）再将火罐吸拔于肝俞、脾俞、胃俞穴，留罐 10 分钟左右。

方法三：针罐法

【穴位选配】 中脘、梁门、足三里、肝俞、脾俞、胃俞（图 3-27）。

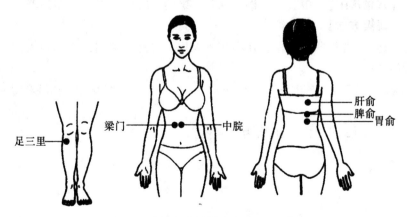

图 3-27 慢性胃炎拔罐穴位图（方法三）

【拔罐方法】 先针刺中脘、梁门、足三里、肝俞、脾俞、胃俞，然后选择大小适中的火罐，再在上述穴位拔罐，留罐 10~15 分钟。

爱心贴士

平日注意调节情志，起居。饮食应有规律，少食多餐，以清淡为主，忌辛辣、油腻。

第十节 胃 下 垂

胃下垂是在直立位时胃下缘位于髂嵴连线下方 5cm 处，或胃小弯弧线最低点降到髂嵴连线以下的位置，并且伴有胃排空功能障碍的疾病。中医认为本病多因长期饮食失节，或劳累过度，致中气下陷，升降失常所致。拔罐疗法可以改善胃下垂不适症状。

【症状】 主要表现为食欲减退、饭后腹胀等消化系统症状。患者感到腹胀、恶心、嗳气、胃痛，偶有便秘、腹泻，成交替性腹泻及便秘。胃下垂患者多为瘦长体型，可伴有眩晕、乏力、直立性低血压、昏厥、体乏无力、食欲差、头晕、心悸等症状。

方法一：留罐法

【穴位选配】 中脘、天枢、气海、梁门、脾俞、胃俞（图 3-28）。

【拔罐方法】

（1）患者先取仰卧位，在中脘、天枢、气海、梁门穴采用留罐法，留罐 10~15 分钟。

（2）然后再取俯卧位，在脾俞、胃俞穴采用留罐法，留罐 10~15 分钟。

（3）2~3 日 1 次，10 次为 1 疗程。

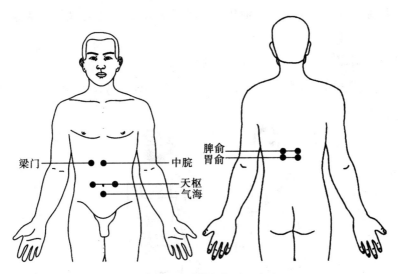

图 3-28　胃下垂拔罐穴位图（方法一）

方法二：刺络拔罐法

【**穴位选配**】　中脘、气海、关元、天枢、肝俞、胆俞、脾俞、胃俞
（图 3-29）。

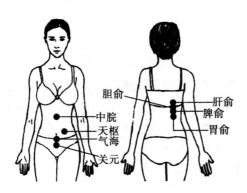

图 3-29　胃下垂拔罐穴位图（方法二）

【拔罐方法】　患者取侧卧位，用三棱针点刺中脘、气海、关元、天枢、肝俞、胆俞、脾俞、胃俞等穴，然后用闪火法将罐吸拔在点刺穴位上，留罐 5~10 分钟，隔日 1 次。

方法三：针罐法

【穴位选配】　中脘、气海、脾俞、胃俞、百会（图 3-30）。

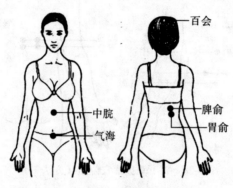

图 3-30　胃下垂拔罐穴位图（方法三）

【拔罐方法】　取侧卧位，中脘穴用毫针向四周透刺后拔罐，余穴针刺后拔罐，留罐 10~15 分钟，百会穴只针刺不拔罐。隔日 1 次，10 次为 1 疗程。

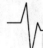 爱心贴士

　　（1）避免暴饮暴食，应少食多餐，注意营养。进餐后 1 小时内应平躺 30 分钟，不可进行远行、跑步、跳跃等运动。
　　（2）卧床宜头低脚高，可以在床脚下垫高两块砖头。
　　（3）尽量减少房事次数。
　　（4）增强体质锻炼，适当进行腹肌锻炼。

第十一节 冠 心 病

冠心病是冠状动脉粥样硬化性心脏病的简称，是指冠状动脉粥样硬化造成的心肌缺血、缺氧而引起的心脏病。冠心病由于病变的部位、范围及程度不同，分为隐匿型冠心病、心绞痛、心肌梗死、心肌纤维化、猝死。常见的包括隐匿型冠心病、心绞痛、心肌梗死。冠心病属于中医"胸痹"、"心痛"、"真心痛"等病的范畴。

【症状】 心律失常，胸骨后疼痛，呈压榨样、烧灼样疼痛等。

方法一：留罐法

【穴位选配】 膻中、巨阙、曲泽、内关、灵台、至阳、心俞、厥阴俞（图 3-31）。

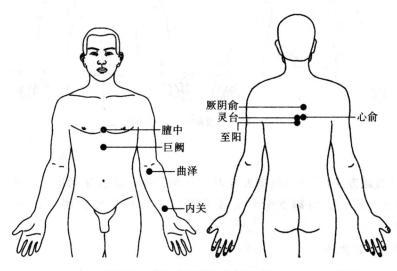

厥阴俞
灵台
至阳
心俞

膻中
巨阙
曲泽
内关

图 3-31 冠心病拔罐穴位图（方法一）

【拔罐方法】

（1）患者先取仰卧位，在膻中穴、巨阙穴、曲泽穴、内关穴采用留罐法，留罐 10~15 分钟。

（2）然后再取俯卧位，在灵台穴、至阳穴、心俞穴、厥阴俞穴采用留罐法，留罐 10~15 分钟。

（3）2~3 日 1 次，10 次为 1 疗程。

方法二：刺络拔罐法

【穴位选配】 至阳、心俞、巨阙、膻中、膈俞（图 3-32）。

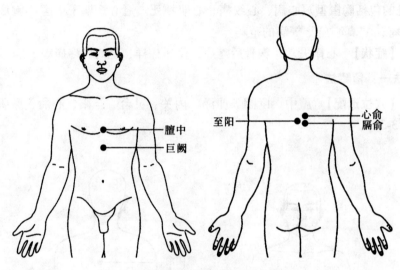

图 3-32　冠心病拔罐穴位图（方法二）

【拔罐方法】 当心绞痛发作时取至阳，用三棱针速刺出血，然后将拔罐置至阳上，留罐 5 分钟。或者可取上穴用单纯拔罐法，留罐 10 分钟。

方法三：针罐法

【穴位选配】 心俞、厥阴俞、曲泽、郄门、内关（图 3-33）。

【拔罐方法】 用毫针刺入得气后留针，再拔罐 5~10 分钟。每天或隔天一次，10 次为 1 疗程。

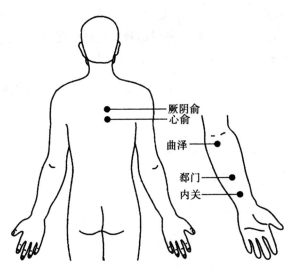

厥阴俞
心俞
曲泽
郄门
内关

图 3-33　冠心病拔罐穴位图（方法三）

爱心贴士

（1）病情严重出现心肌梗死或心衰时，应卧床休息，并配合中西医结合治疗，也可以在严密观察下配合拔罐疗法。

（2）治疗期间，注意休息，防止劳累和情绪波动，饮食宜清淡并忌烟酒。

第十二节　心　悸

心悸是患者自觉心中悸动，惊惕不安，甚则不能自主的一种病症。在快节奏的生活方式下，人们的饮食规律渐渐变得不再合理，许多好的运动习惯也无法再坚持，于是，人体的新陈代谢就会发生异常，很容易心慌、心悸。中医认为本病的主要原因有体虚劳倦，七情所伤，感受外邪和药食不当，种种原因导致心失所养，心神不安而发病。

【症状】　心悸多呈发作性心慌不安，心跳剧烈，不能自主，或一过性、阵发性，或持续时间较长，或一日数次发作，或数日一次发作。常兼见胸闷气短，神疲乏力，头晕喘促，甚至不能平卧，以至出现晕厥。其脉象表现或数或迟，或乍疏乍数，并以结脉、代脉、促脉、涩脉为常见。

方法一：留罐法

【穴位选配】 关元、膻中、足三里、内关、心俞、厥阴俞、肾俞、小肠俞（图3-34）。

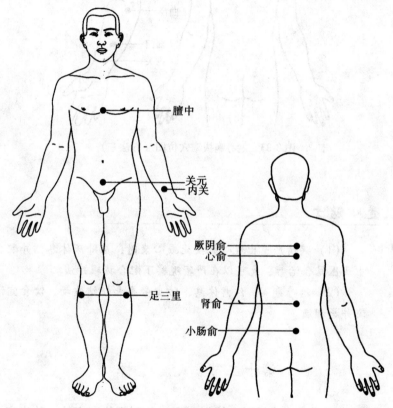

图3-34 心悸拔罐穴位图（方法一）

【拔罐方法】

（1）患者先取仰卧位，在关元、膻中、足三里、内关穴采用留罐法，留罐10~15分钟。

（2）再取俯卧位，在心俞、厥阴俞、肾俞、小肠俞穴采用留罐法，留罐 10~15 分钟。

（3）每日 1~2 次，3 次为 1 疗程。

方法二：火罐法+抽气罐法

【穴位选配】　心俞、脾俞、气海、关元、内关（图 3-35）。

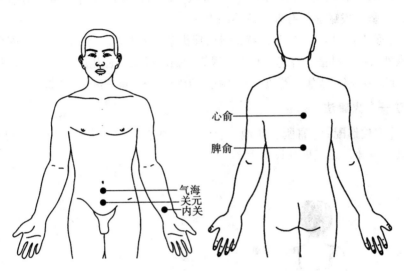

心俞
脾俞

气海
关元
内关

图 3-35　心悸拔罐穴位图（方法二）

【拔罐方法】

（1）患者先取俯卧位，将火罐拔在心俞、脾俞穴上，留罐 10~15 分钟。

（2）再取仰卧位，将气罐拔在气海、关元、内关穴上，留罐 15 分钟。

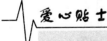
爱心贴士

（1）调节心情，控制情绪，保持良好的心态。

（2）注意休息，保证充足的睡眠。

（3）少吃辛辣、油腻的食物，戒烟戒酒，而且要尽可能少喝浓茶和咖啡。

（4）加强体育锻炼，宜进行太极、散步和体操等比较舒缓的运动。

第十三节 高 血 压

高血压是指患者收缩压和（或）舒张压超过正常范围（收缩压≥140mmHg，舒张压≥90mmHg）。中医认为高血压多因肝肾亏虚，阴阳失调所致，坚持拔罐能够有效地改善高血压。

【症状】 早期无明显症状，或出现头晕、失眠、乏力，随病程进展会出现剧烈头痛、抽搐、昏迷、心力衰竭等。临床根据高血压的严重程度以及对心、脑、肾器官损害的程度，将本病分为轻、中、重三度或1、2、3级。

方法一：火罐法

【穴位选配】 肩髃、曲池、合谷、承扶、委中、承筋、承山、昆仑、涌泉、申脉、足三里（图3-36）。

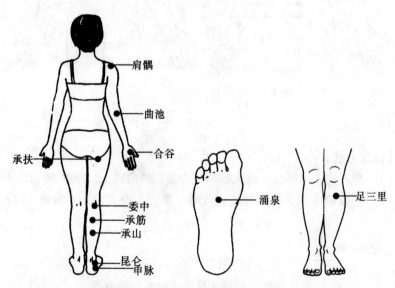

图3-36 高血压拔罐穴位图（方法一）

【拔罐方法】
（1）右手持罐，左手点燃棉球伸入罐内迅速转1圈后抽出，将火罐拔在上述穴位上，每次选7~8个穴位，交替使用。留罐10~15分钟。

（2）每日1次，7天为1疗程。

方法二：刺络拔罐法

【穴位选配】　肝俞、筋缩（图3-37）。

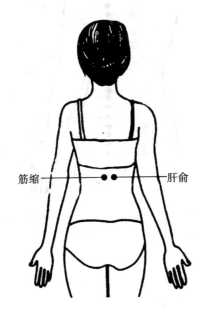

筋缩—————　—————肝俞

图3-37　高血压拔罐穴位图（方法二）

【拔罐方法】　用三棱针或梅花针叩刺至微出血，然后立即拔罐，留罐10~15分钟，吸拔出2~3毫升血液即可。隔日1次，5次为1疗程。

方法三：走罐法

【穴位选配】　足太阳膀胱经内侧循行线（图3-38）。

【拔罐方法】　采用背部足太阳膀胱经内侧循行线走罐的方法治疗，以起到调整全身气血运行的作用。2~3日1次，10次为1疗程。

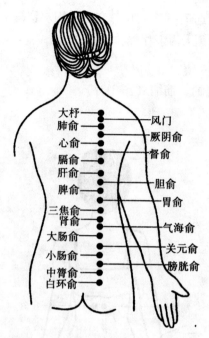

大杼
肺俞
心俞
膈俞
肝俞
脾俞
三焦俞
肾俞
大肠俞
小肠俞
中膂俞
白环俞

风门
厥阴俞
督俞
胆俞
胃俞
气海俞
关元俞
膀胱俞

图 3-38　高血压拔罐穴位图（方法三）

爱心贴士

（1）一旦患有高血压，不应盲目服用降压药，特别是血压突然升高时，应到医院做详细检查。

（2）治疗期间应忌食辛辣及有刺激性食物，多食低盐、低脂等清淡食物，戒烟酒。

（3）调适情志，保持乐观，加强户外锻炼。

第十四节　低　血　压

低血压是指动脉血压低于 96mmHg（65 岁以上老人低于 100mmHg）的情况。低血压可分为急性低血压与慢性低血压两大类。急性低血压主要表现为晕厥和休克两种综合征；慢性低血压则见于体制性低血压、体位性低血压、内分泌功能紊乱所致的低血压、慢性消耗性疾病及营养不良所致的低血压、心血管疾病所致的低血压以及高原性低血压等，还有部分患者与过量服用降压药及扩张血管药有关。中医认为低血压多由于气虚阳虚、阴血亏虚或气阴两虚所致。

【**症状**】　常见症状有头晕、目眩、耳鸣、乏力、气短、手足发凉、自汗、健忘等，严重患者会出现恶心、呕吐、晕厥等症状，部分慢性低血压患者无自觉症状。

方法一：留罐法

【**穴位选配**】　膻中、中脘、气海、关元、足三里、三阴交、厥阴俞、膈俞、脾俞、肾俞（图 3-39）。

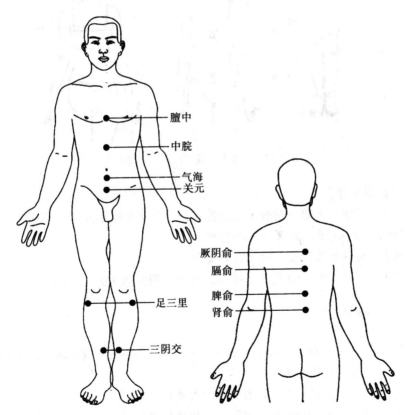

图 3-39　低血压拔罐穴位图（方法一）

【拔罐方法】

（1）患者先取仰卧位，在膻中、中脘、气海、关元、足三里、三阴交穴采用留罐法，留罐10~15分钟。

（2）然后再取俯卧位，在厥阴俞、膈俞、脾俞、肾俞穴采用留罐法，留罐10~15分钟。

（3）2~3日1次，10次为1疗程。

方法二：隔姜艾灸拔罐法

【穴位选配】 厥阴俞、命门、神阙、曲池、足三里（图3-40）。

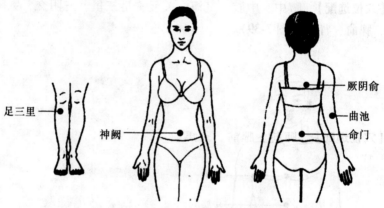

足三里

神阙

厥阴俞

曲池

命门

图3-40 低血压拔罐穴位图（方法二）

【拔罐方法】

（1）用新鲜老姜片贴敷于上述各穴，点燃艾条隔姜温灸2~3分钟至局部温热，立即拔罐，留罐10~15分钟。

（2）头晕患者加拔太阳、额中2穴。

（3）每日1次，10次为1疗程，两个疗程间隔7天。

爱心贴士

（1）积极查明原发疾病，如慢性营养不良、慢性消耗性疾病均可引起低血压。

（2）从饮食上调整，少食用降压食品。

（3）加强锻炼，保持良好的精神状态。

第十五节　糖　尿　病

糖尿病在中医里称为"消渴"，是以多饮、多食、多尿、乏力、消瘦，或尿有甜味为主要表现的一种疾病。现代医学认为，糖尿病是一种以糖代谢紊乱为主的慢性内分泌代谢病，空腹血糖超过等于 7.0mmol/L、餐后 2 小时血糖不低于 11.1mmol/L 为糖尿病的诊断指标。本病是由于胰岛素相对或绝对不足，引起糖、脂肪、蛋白质以及继发的水、电解质代谢紊乱所致。

【症状】 　按病情轻重，糖尿病可分为上消（肺消）、中消（胃消）和下消（肾消）。早期可无症状，发展到症状期，临床上可出现多尿、多饮、多食、疲乏消瘦，即"三多一少"症状和空腹血糖高于正常及尿糖阳性，重症可见神经衰弱症状及继发的急性感染、肺结核、高血压、肾及视网膜等微血管病变。严重时可出现酮症酸中毒、昏迷，甚至死亡。

方法一：火罐法

【穴位选配】 　肺俞、脾俞、三焦俞、肾俞、足三里、三阴交、太溪（图 3-41）。

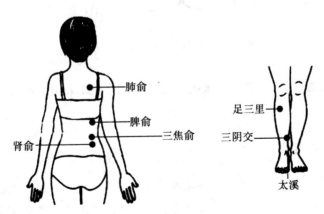

图 3-41　糖尿病拔罐穴位图（方法一）

【拔罐方法】 　采用闪火法将罐吸拔在穴位上，留罐 10~15 分钟，每日 1 次。

方法二：走罐法

【**穴位选配**】 足太阳膀胱经内侧循行线（图3-42）。

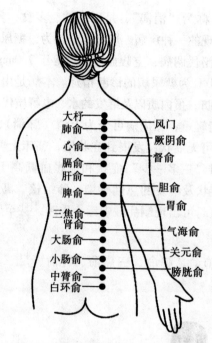

图 3-42　糖尿病拔罐穴位图（方法二）

【**拔罐方法**】 沿背部足太阳膀胱经内侧循行线采用走罐法。每周 2~3 次，10 次为 1 疗程。

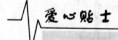

　　（1）拔罐疗法对糖尿病治疗有一定的辅助作用，但应注意留罐时间不宜过长，走罐力量不宜过大，防止皮肤烫伤或破溃，杜绝感染。

　　（2）治疗期间应按规定进食，限制饮食，多食蔬菜、豆制品及蛋白质、脂肪类食物。

　　（3）加强体育锻炼，增强体质，严防感染。

第十六节 高 脂 血 症

高脂血症是指血中的脂类，如游离胆固醇、胆固醇脂、甘油三酯的浓度升高，其中90%以上是高脂蛋白血症。高脂血症是现代人极易患上的"富贵病"之一，它与人体的肝胆脾胃功能有很大关系。中医认为高脂血症多因气机不畅、瘀血阻滞所致。采用拔罐疗法，拔取相关穴位能降低血脂。

【症状】 在早期无明显症状，偶尔会有头晕，疲乏无力感。有些高脂血症者可在面部、手肘、跟肌腱、膝肌腱出现黄色丘疹样脂肪瘤，手背、面颊外侧可能出现老年斑。

方法一：火罐法+抽气罐法

【穴位选配】 大椎、曲池、阳陵泉、足三里（图3-43）。

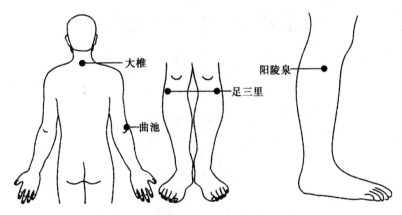

图3-43 高脂血症拔罐穴位图（方法一）

【拔罐方法】

（1）患者先取俯卧位，将火罐拔在大椎穴上，留罐10~15分钟。

（2）再取仰卧位，将气罐拔在曲池、阳陵泉、足三里穴上，留罐10~15分钟。

方法二：留罐法

【穴位选配】 天枢、大横、气海、关元、梁丘、足三里、三阴交、公孙、丰隆、阴陵泉（图3-44）。

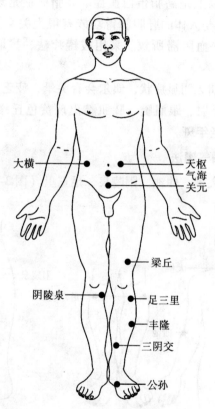

大横
天枢
气海
关元

梁丘

阴陵泉
足三里

丰隆

三阴交

公孙

图 3-44 高脂血症拔罐穴位图（方法二）

【拔罐方法】

（1）患者取仰卧位，在天枢、大横、气海、关元、梁丘、足三里、三阴交、公孙穴采用留罐法，留罐10~15分钟。隔日1次，10次为1疗程。

（2）后期加阴陵泉穴，采用留罐法。

爱心贴士

> (1) 改善膳食，少吃动物脂肪及内脏、甜食及淀粉类；多吃植物蛋白、油类，蔬菜水果以及鱼类。
> (2) 适当参加体育活动，增强抵抗力，减少脂肪含量。
> (3) 戒烟酒。

第十七节　头　　痛

头痛是一个常见的自觉症状，通常是指局限于头颅上半部，包括眉弓、耳轮上缘和枕外隆突连线以上部位的疼痛。现代生活压力大，白领上班族一天班上下来，除了会觉得腰酸背痛之外，头痛也会频频来犯。中医认为引起头痛的主要原因有风、寒、湿、热等外邪侵袭，瘀血滞阻脑络，痰浊上蒙脑窍等。拔取相关穴位可以有效缓解头痛。治疗时需注意凡颅内占位性病变和颅外伤所致头痛，不宜采用拔罐治疗。

【症状】　外感头痛有怕风、怕冷、有汗或无汗、发热等症状，内伤头痛的症状时有时无，常发生于过度疲劳时。

方法一：留罐法

【穴位选配】　印堂、太阳、阳白、风池（图3-45）。

【拔罐方法】

(1) 患者先取仰卧位，在印堂穴、太阳穴、阳白穴采用留罐法。留罐10~15分钟。

(2) 再取侧卧位，患侧在上，在风池穴采用留罐法，留罐10~15分钟。

(3) 每日或隔日1次，3次为1疗程。

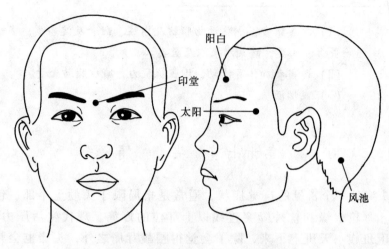

图 3-45 头痛拔罐穴位图（方法一）

方法二：刺络拔罐法

【穴位选配】 风池、印堂、太阳、阳白（图 3-46）。

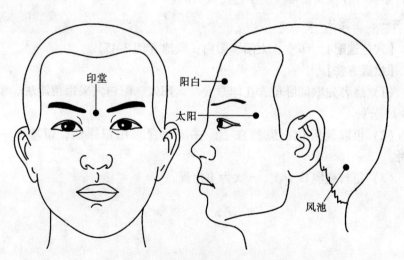

图 3-46 头痛拔罐穴位图（方法二）

【拔罐方法】

（1）先用三棱针点刺各穴至微出血，出针后拔罐，留罐 10~15 分钟。

（2）每日 1 次，10 次为 1 疗程，一般 2~3 次即可见效。

爱心贴士

（1）颅内占位性病变和颅外伤所致头痛，不宜采用拔罐治疗。

（2）多次拔治无效或症状加重者，应考虑有其他病变因素，需到医院诊治。

（3）平日应注意调节情志，防止情绪紧张、焦虑和精神疲劳。

第十八节　三叉神经痛

三叉神经痛是指发生在面部三叉神经分布区内反复发作的阵发性剧烈神经痛。中医认为本病是由于风寒、痰火、湿热之邪所致。

【症状】 面部疼痛突然发作，呈闪电样、刀割样、针刺样、火灼样剧烈疼痛，伴面部潮红、流泪、流涎、流涕、面部肌肉抽搐，持续数秒到数分钟。

方法一：留罐法

【穴位选配】 ①眼支痛：攒竹、丝竹空、阳白、中渚；②上颌支痛：迎香、四白、口禾髎、角孙、合谷；③下颌支痛：下关、大迎、颊车、翳风、内庭。配穴：风热阻络配大椎、曲池；肝火上扰配曲泉、侠溪、支沟；气虚血瘀配膈俞、肝俞、关元、三阴交、足三里（图 3-47）。

【拔罐方法】 留罐 10~15 分钟，每日 1 次，10 次为 1 疗程。

方法二：刺络拔罐法

【穴位选配】 太阳、四白、下关、阳白、翳风、颧髎（图 3-48）。

【拔罐方法】 患者取仰卧位，每次取上述 2~3 个穴位，局部常规消毒后，用三棱针点刺，留罐 10~15 分钟。每日 1 次，连续 5 次为 1 疗程。

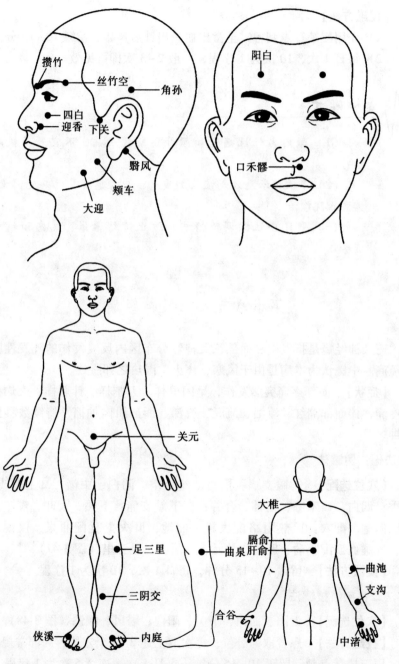

图 3-47 三叉神经痛拔罐穴位图

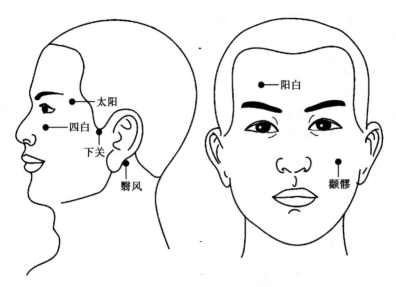

图 3-48   风寒感冒拔罐穴位图

爱心贴士

（1）拔罐期间应注意面部的保暖防寒，多静养休息，忌食肥
甘、刺激性食物。
（2）做到生活有规律，劳逸结合，增强体育锻炼。
（3）保持良好心态，避免不良情绪。

第十九节   眩   晕

"眩"即眼花或眼前发黑，"晕"是头晕或感觉自身、外界景物旋转，
两者经常同时并见，故统称为"眩晕"。现代医学认为，本症多由高血压、
脑动脉硬化、梅尼埃病、贫血、神经官能症、脑部肿瘤等疾病引起。中医
学认为，本症乃因气血不足或肝阳上亢或痰湿阻滞所致。当人的身体虚弱
或病后体虚的时候，很容易出现眩晕的情况。

【**症状**】 轻者闭目静处，症状即可缓解，重者如坐舟车，剧烈旋转感，眼球震颤，自发倾倒，并伴有恶心、呕吐、胸闷、出汗等症。

方法一：火罐法+抽气罐法

【**穴位选配**】 膈俞、气海、三阴交（图 3-49）。

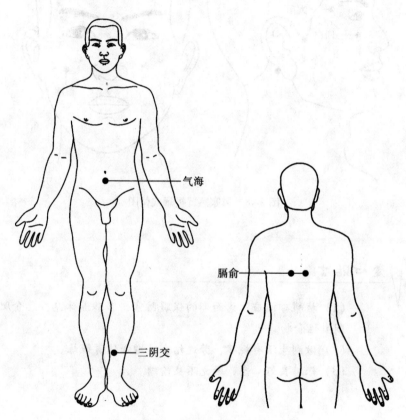

气海

膈俞

三阴交

图 3-49　眩晕拔罐穴位图

【**拔罐方法**】

（1）患者先取俯卧位，将火罐拔在膈俞穴上，留罐 10~15 分钟。

（2）再取仰卧位，将火罐拔在气海穴上，留罐 10~15 分钟。

（3）将抽气罐拔在三阴交穴上，留罐 10~15 分钟。

方法二：刮痧罐法

【穴位选配】　①头维、印堂、百会、太阳、风池、肝俞、脾俞、胃俞、肾俞、足三里、丰隆；②膻中、中脘、关元、阳陵泉、阴陵泉、悬钟、水泉（图3-50）。

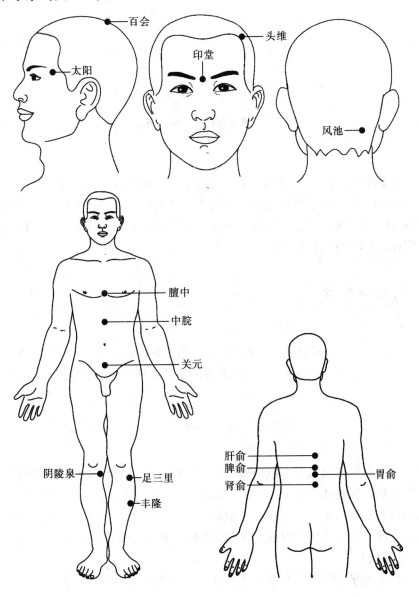

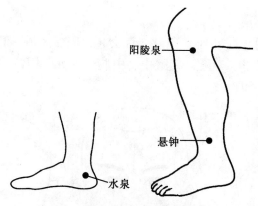

图 3-50　眩晕拔罐穴位图（方法二）

【拔罐方法】　对上述各穴先行刮痧，再拔罐。头部的头维、印堂、百会、太阳、风池及下肢的悬钟、水泉 7 穴只刮痧不拔罐，其他穴位拔罐后留罐 10～15 分钟。2 组穴位交替使用，每次使用 1 组，每日 1 次，10 次为 1 疗程，2 个疗程间隔 7 天。

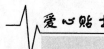

（1）调适情志，保持心态平和。

（2）劳逸结合，戒烟酒，节制房事，不做头部的剧烈运动。

（3）颅内病变引起的眩晕应手术治疗，不宜拔罐。

第二十节　中　暑

中暑是以体温调节中枢功能障碍、汗腺功能衰竭和水电解质紊乱为特征的疾病。在酷热的夏天，中暑就像是人们的"家常便饭"。即使你一天到晚躲在空调房里，晚上睡觉让电扇、空调当头直吹，汗出不来，也照样容易中暑。中医认为中枢是由感受暑热病邪和正气不足所致。

【症状】

（1）**虚脱型中暑**：症状为大量出汗，以致脱水、失盐、血压下降、脑缺血、晕厥等。

（2）高热型中暑：是人体发生体温调节障碍而出现高热、昏迷等中暑现象。

方法：火罐法+抽气罐法

【穴位选配】　大椎、委中、曲池、外关（图3-51）。

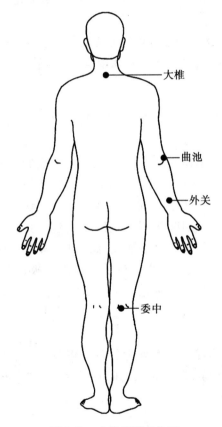

图3-51　中暑拔罐穴位图

【拔罐方法】

（1）患者取俯卧位，将火罐拔在大椎穴上，留罐10~15分钟。

（2）将气罐拔在委中穴上，留罐 10~15 分钟。

（3）患者再取仰卧位，将气罐拔在曲池穴、外关穴上，留罐 10~15 分钟。

爱心贴士

（1）中暑发生后迅速将患者转移至通风处，并冷敷或酒精擦浴降温。

（2）中暑后饮食应以较为清淡、容易消化的食物为主，补充必要的水分、盐、热量、维生素、蛋白质等。

第二十一节　失　　眠

失眠是指经常性不易入睡或睡不深熟为特征的一种病症，绝大多数是心理、社会因素造成的，少数是由脑、躯体和精神病引起的。按时间失眠可分为暂时性、持久性和周期性 3 种。中医认为，失眠的病机总属阳盛阴衰，阴阳失调。引起失眠的病因主要包括：一是饮食不节，暴饮暴食，损伤脾胃，胃气失和，不能安寐，即《素问》中所说的"胃不和则卧不安"；二是情志失常，喜怒哀乐等情志过极，造成脏腑功能失调，引起失眠；三是劳逸失调，劳倦太过，或思虑过度，损伤心脾，以致失眠；四是病后体虚，久病血虚，心血不足，引起失眠。经常拔罐可以有效缓解失眠症状。

【症状】　临床上除主要表现为失眠、多梦外，还可见头昏头痛、精神疲乏、健忘、情绪异常等症状，除此之外还常伴神衰综合征的其他症状。

方法：留罐法

【穴位选配】　印堂、太阳、中脘、气海、内关、足三里、三阴交、太冲、心俞、肝俞、脾俞、肾俞、命门（图 3-52）。

【拔罐方法】

（1）患者先取仰卧位，在印堂、太阳穴、中脘、气海、内关、足三里、三阴交、太冲穴采用留罐法，留罐 10~15 分钟。

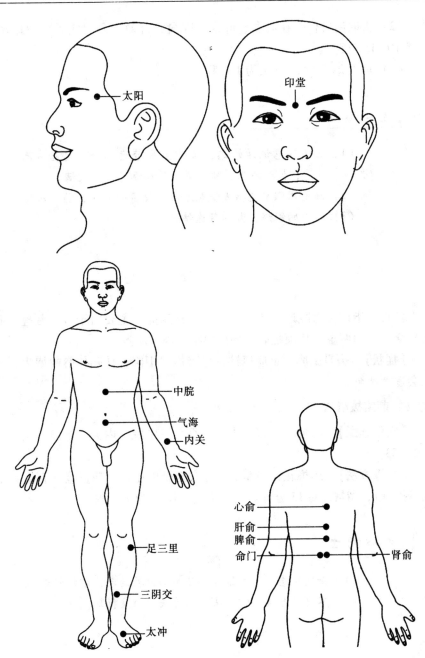

图 3-52 失眠拔罐穴位图（方法一）

（2）再取俯卧位，在心俞、肝俞、脾俞、肾俞、命门穴采用留罐法，留罐 10~15 分钟。

（3）每周 2~3 次，10 次为 1 疗程。

爱心贴士

（1）日常注意调适情志，工作上应劳逸结合，起居应有规律，晚餐清淡，按时睡眠，睡前不喝茶和咖啡，不吸烟。

（2）睡前用温水泡脚或洗热水澡，使身心放松，易于入睡。

（3）适当的锻炼，做到劳逸结合。

第二十二节　健　忘

健忘是指记忆力减退，遇事善忘的一种病症，主要由于肾气亏虚、心肾不交、心脾两虚、痰浊扰心、瘀血痹阻等因素所致。

【症状】　头晕脑胀、反应迟钝、思维能力下降，伴随年龄的增大，症状会逐渐严重。

方法：刺络拔罐法

【穴位选配】　心俞、膏肓、志室、百会、中脘、内关、神门、足三里（图 3-53）。

【拔罐方法】　用梅花针轻叩上述各穴至微出血，立即拔罐（百会只叩刺不拔罐），留罐 10~15 分钟。隔日 1 次，10 次为 1 疗程。

爱心贴士

（1）调适情志，劳逸结合，多参加户外活动，增加营养。

（2）不过度熬夜，常梳头，促进头部血液循环。

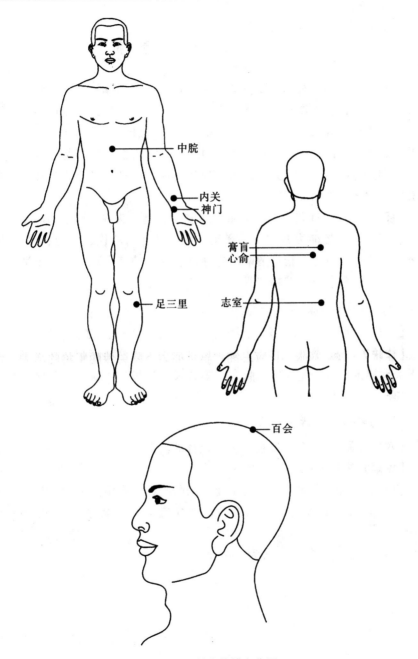

图 3-53　健忘拔罐穴位图

第二十三节　神经衰弱

神经衰弱是一种神经活动机能失调的疾病。中医学认为，本病与精神情志因素以及饮食失调相关。病因有 4 个方面，一是思虑过度或者长期紧张，耗伤心血，导致心血不足；二是情志不遂，肝气郁结而化火，导致灼伤肝阴，无以制阳；三是饮食失调，内伤脾胃，气血生化不足，导致气血两虚；四是过度劳倦，或久病伤肾，导致肾阴虚不能上济心火。经常拔罐能有效缓解神经衰弱症状。

【症状】　临床症状主要有失眠、多梦、头痛、头昏、记忆力减退、注意力不集中、自控能力减弱，易激动。同时还伴有心慌、气短、易出汗、食欲不振、情绪低落、精神萎靡，或性情急躁、情绪不稳，全身不适。部分患者还可出现阳痿、遗精、月经不调等。

方法一：刺络拔罐法

【穴位选配】　心俞、肾俞、脾俞、三阴交、足三里、内关（图3-54）。

【拔罐方法】　先用三棱针点刺各穴，后用闪火法将罐吸拔在点刺的穴位上，留罐5分钟。先吸拔一侧穴，第2天再吸拔另一侧穴，两侧交替使用。每日1次，10天为1疗程。

方法二：走罐法+留罐法

【穴位选配】　心俞、肝俞、脾俞、肾俞（图3-55）。

【拔罐方法】

（1）患者先取俯卧位，沿背部足太阳膀胱经内侧循行线行走罐法。

（2）然后在心俞、肝俞、脾俞、肾俞穴采用留罐法，留罐 10~15 分钟。

（3）每周 2~3 次，10 次为 1 疗程。

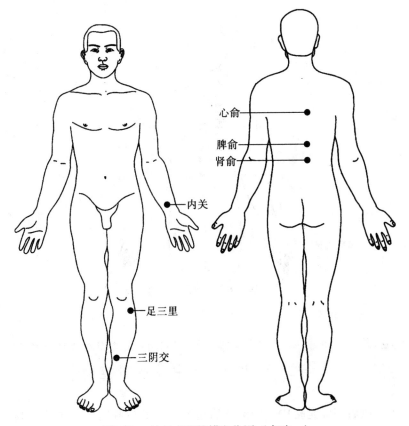

心俞

脾俞
肾俞

内关

足三里

三阴交

图 3-54　神经衰弱拔罐穴位图（方法一）

爱心贴士

（1）治疗期间，应注意调适情志，改善生活环境和工作，减少紧张刺激。避免长时间紧张而繁重的工作，注意劳逸结合。

（2）养成良好的生活习惯，按时休息，并且创造良好舒适的睡眠环境。睡前忌饮浓茶、咖啡、吸烟等。

（3）定期的运动可改善精神疲劳，放松心情，也有助于摆脱工作的压力。

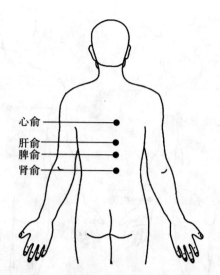

心俞
肝俞
脾俞
肾俞

图 3-55　神经衰弱拔罐穴位图（方法二）

第二十四节　脑中风后遗症

脑中风后遗症是指中风经治疗后遗留下来的口眼㖞斜、语言不利、半身不遂等症状的总称。中医认为本病因机体先虚，阴阳失去平衡，气血逆乱，痰瘀阻滞，肢体失养所致。

【症状】　一侧上下肢瘫痪无力，口眼㖞斜，语言不利，兼口角流涎，吞咽困难等表现。

方法：抽气罐法

【穴位选配】　尺泽、曲池、内关、丰隆、三阴交、委中（图 3-56）。

【拔罐方法】

（1）患者取仰卧位，将气罐拔在尺泽、曲池、内关、丰隆、三阴交穴上，留罐 10~15 分钟。

（2）然后患者取俯卧位，将气罐拔在委中穴上，留罐 10~15 分钟。

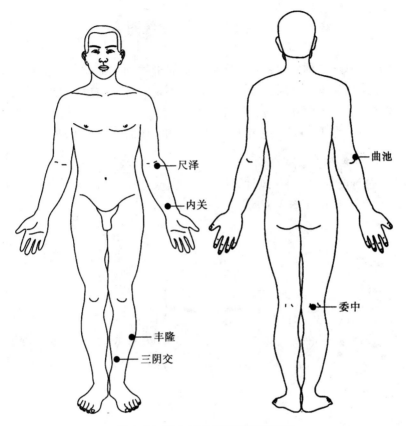

图 3-56　脑中风后遗症拔罐穴位图

爱心贴士

（1）以综合治疗为主，拔罐治疗为辅。

（2）饮食应营养丰富、易于消化。多饮水、多食半流质食物。

（3）在康复技师的指导下，根据不同病情采用不同的康复训练。

第二十五节 面神经麻痹

面神经麻痹又称面瘫，是以面部表情肌群运动功能障碍为主要特征的疾病。中医认为本病是因劳作过度，正气不足，脉络空虚，卫外不固，风寒或风热乘虚入中面部经络，致气血瘅阻而致。

【症状】 口眼㖞斜，患者无法完成抬眉、闭眼、鼓嘴等动作。

方法一：闪罐法

【穴位选配】 主穴：风池、攒竹、地仓、颊车、合谷；配穴：阳白、四白、承浆、牵正（图3-57）。

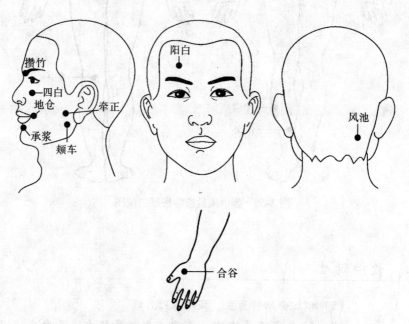

图3-57 面神经麻痹拔罐穴位图

【拔罐方法】 除风池，攒竹毫针刺外，其余各穴采用闪罐法。最后留罐3~5分钟。

方法二：刺络拔罐法

【穴位选配】　太阳、下关、颊车、地仓（图3-58）。

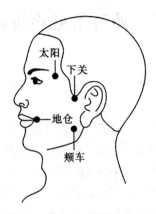

图3-58　面神经麻痹拔罐穴位图

【拔罐方法】　患者取侧伏坐位，穴位常规消毒，取小号三棱针对准穴位点刺2~3点，深约3~4毫米，轻轻挤压针孔周围，使其出血数滴，用内口直径约3.5厘米的小号玻璃火罐，应用闪火法，留罐5~10分钟。每次取穴3个，交替使用，隔天1次，3次为1疗程，疗程间隔3天。

爱心贴士

（1）遇到大风和寒冷的天气，出门时应轻拍、轻按面部、耳后、颈部的一些重要穴位，增强御寒能力。

（2）要以乐观平和的精神状态面对工作和生活，减轻心理压力，防止过度劳累。

（3）不宜吃辛辣油腻食物。

（4）坚持用毛巾热敷脸，每晚3~4次，禁止用冷水洗脸，遇到寒冷天气时，需要注意头部保暖。

（5）适当运动，加强身体锻炼，经常听轻快音乐，心情平和愉快，保证充足睡眠。

第四章 外科常见病拔罐疗法

第一节 落 枕

落枕又称"失枕"、"颈部伤筋"，是颈项部常见的软组织损伤疾患，属于急性单纯性颈项部强痛、活动受限的一种病证。轻者可自行痊愈，重者可牵延至数周。本病多因晚上睡眠时，枕头高低不适或太硬，头颈部位置放置不当，使颈项部肌肉长时间处在过度伸展或紧张状态下，致使颈项部肌肉静力性损伤或痉挛所致。反复经常的落枕是颈椎病的前兆，需要注意多加保护颈椎。

【症状】 颈项部强直酸痛不适，不能转动自如，并向一侧歪斜，甚则疼痛牵引患侧肩背及上肢。

方法一：火罐法

【穴位选配】 阿是穴、大椎、肩井、天宗、悬钟、昆仑（图4-1）。

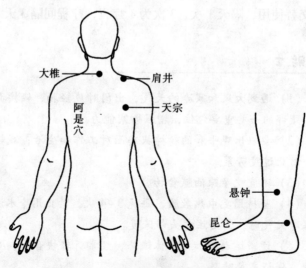

图 4-1 落枕拔罐穴位图（方法一）

【拔罐方法】　患者取俯卧位，用闪火法将罐吸附于大椎、肩井、悬钟、局部压痛点（阿是穴）。留罐 10~15 分钟。每天 1 次，3 次为 1 疗程。

方法二：刺络拔罐法

【穴位选配】　阿是穴（图 4-2）。

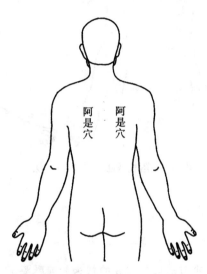

图 4-2　落枕拔罐穴位图（方法二）

【拔罐方法】　患者取俯卧位或俯伏坐位，取阿是穴，局部常规消毒后，用三棱针点刺或皮肤针叩刺至微渗血，立即用闪火法拔罐。留罐 10~15 分钟。每天 1 次，3 次为 1 疗程。

方法三：针罐法

【穴位选配】　阿是穴、大椎、肩井、天宗、昆仑（图 4-3）。

【拔罐方法】　取上述穴位，局部常规消毒后，用毫针中强度刺激，留针 15 分钟，起针后，局部再拔火罐。留罐 10~15 分钟。每天 1 次，3 次为 1 疗程。

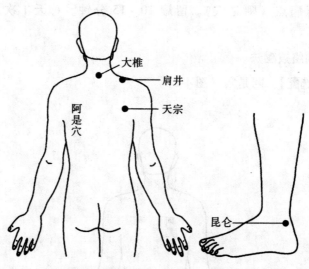

图 4-3　落枕拔罐穴位图（方法三）

爱心贴士

（1）睡眠时应选择适合的枕头和睡眠姿势，注意颈部保暖。

（2）寒冷季节或在空调房间睡觉时，颈项部不宜裸露于外，避免当风受凉。

（3）平时应经常做颈部自我按摩，以疏通颈部的经络，防止颈部软组织劳损。

第二节　肩　周　炎

肩周炎是指肩周肌、肌腱、滑囊和关节囊的慢性损伤性炎症。中医学认为本病多由营卫虚弱，局部又感受风寒，或过度劳累、慢性劳损，或闪挫、扭伤，使筋脉受损，气血阻滞，脉络不通所致。拔罐对本病疗效较好，若配合针灸、按摩、药物等疗法，则效果更佳。

【症状】　本病早期以肩部疼痛为主，夜间加重，并伴有怕凉、僵硬感觉。后期病变组织有粘连，肩关节运动功能障碍。

方法一：留罐法

【穴位选配】 肩髃、肩髎、肩内陵、天宗（图4-4）。

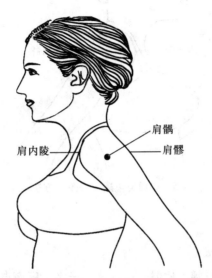

图4-4 肩周炎拔罐穴位图（方法一）

【拔罐方法】 患者取坐位或侧卧位，选择大小适中的子罐，用真空罐或火罐吸拔于上述诸穴。留罐10~15分钟，每天1次，10次为1疗程。

方法二：走罐法

【穴位选配】 肩髃、肩髎、肩内陵、天宗（图4-5）。

【拔罐方法】 患者取坐位或侧卧位，在患肩侧部涂抹适量的按摩乳，选择大小适宜的子罐，用闪火法将罐吸拔于肩部疼痛处，然后沿肩关节疼痛区域，来回推拉走罐数次，直至局部皮肤潮红。每天治疗1次，10次为1疗程。

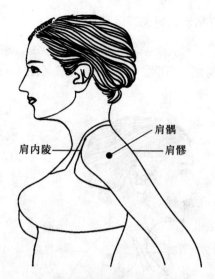

图 4-5　肩周炎拔罐穴位图（方法二）

方法三：刺络拔罐法

【穴位选配】　肩髃、肩髎、肩内陵、天宗、压痛点（图 4-6）。

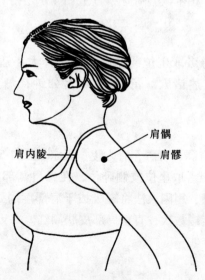

图 4-6　肩周炎拔罐穴位图（方法三）

【拔罐方法】　用梅花针叩刺肩关节周围压痛点，至皮肤点状出血，然后立即拔罐，拔出少量血液，起罐后擦净皮肤上的血液，用碘伏棉球消毒即可。每次选准 1~2 个压痛点。每日治疗 1 次，10 次为 1 疗程。

爱心贴士

　　（1）积极进行肩部的功能锻炼，并注意肩部保暖以防风寒，避免过度疲劳。

　　（2）睡觉时应尽量避免病侧肩部长时间受压。

第三节　颈　椎　病

　　颈椎病又称颈椎综合征，是由于颈部长期劳损、颈椎及其周围软组织发生病理改变或骨质增生等，导致颈神经根、颈部脊髓、椎动脉及交感神经受到压迫或刺激而引起的一组复杂的综合征。中医认为本病多由肝肾亏虚，气血不足，筋骨失于濡养，或长期颈部劳损，复受风寒湿邪阻滞经络，气血痹阻，不通则痛。经常拔罐可疏经活络松筋骨，有助于缓解颈椎病不适症状。

　　【症状】　本病初起见颈肩局部疼痛不适，颈项强直；神经根受压时，出现颈肩痛、颈枕痛；臂丛神经受压时，出现颈、肩、臂的放射痛，伴有手指麻木、肢冷、上肢沉坠，抬手无力；椎动脉受压时，常有眩晕、头痛、头晕、耳鸣等，多在转动头部时诱发并加重。

方法一：留罐法

　　【穴位选配】　夹脊穴、大椎、肩井、天宗、曲池、手三里、外关（图4-7）。

　　【拔罐方法】　患者取坐位或俯卧位，若颈痛拔颈部夹脊穴、大椎、压痛点。若肩背痛加拔肩井、天宗；若上肢麻痛加拔曲池、手三里、外关穴，留罐 10~15 分钟。每天治疗 1 次，10 次为 1 疗程。

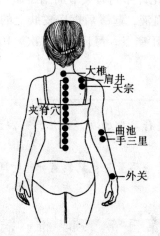

图 4-7　颈椎病拔罐穴位图（方法一）

方法二：走罐法

【穴位选配】　夹脊穴、大椎、肩井、天宗（图 4-8）。

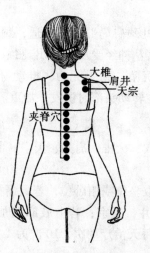

图 4-8　颈椎病拔罐穴位图（方法二）

【拔罐方法】　患者取坐位或俯卧位，在颈部涂抹适量的按摩乳，选择大小适宜的火罐，用闪火法将罐吸拔于颈部夹脊穴，然后沿颈部脊柱两旁，上下来回走罐数次，直至局部皮肤潮红。每天治疗1次，10次为1疗程。

方法三：刺络拔罐法

【穴位选配】　大椎（图4-9）。

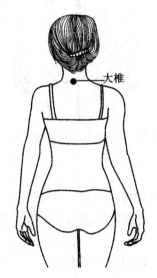

图4-9　颈椎病拔罐穴位图（方法三）

【拔罐方法】　用梅花针叩刺大椎穴及压痛点，至皮肤点状出血，然后立即拔罐，拔出少量血液，起罐后擦净皮肤上的血液，用碘伏棉球消毒。

方法四：药罐法

【穴位选配】　大椎、颈部夹脊穴、压痛点（图4-10）。

【拔罐方法】

（1）先取防风、木瓜、秦艽、桃仁、红花、川椒、葛根、桂枝等各20克，用纱布包好，放入锅中煎煮半个小时，滤出药液。

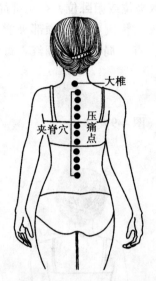

大椎

压痛点

夹脊穴

图 4-10　颈椎病拔罐穴位图（方法四）

（2）将竹罐放入药液中煮 10 分钟，然后用镊子夹出竹罐，甩去药液，迅速用干毛巾捂住罐口，趁热将竹罐扣于大椎、颈部夹脊穴，压痛点，留罐 10~15 分钟。

（3）每天治疗 1 次，10 次为 1 疗程。

爱心贴士

（1）避免长时间低头屈颈工作，经常做颈部及肩部功能锻炼。

（2）避免受风寒，枕头高低应适中，防止因不正确的睡姿引起病情加重。

（3）矫正不良的看书姿势，桌椅的高度要适当，以防颈椎长期处于过屈位或过伸位而疲劳。

（4）平时加强颈部肌肉的功能锻炼。

第四节　急性腰扭伤

急性腰扭伤又称为"闪腰"，是指腰部的肌肉、筋膜、韧带、椎间小关节、腰骶关节或骶髂关节因为过度扭曲或牵拉超过腰部正常活动范围所导致的急性损伤。中医认为急性腰扭伤是跌闪腰筋，气滞血瘀，经络不通所致。拔罐疗法可以缓解急性腰扭伤的症状。

【症状】　扭伤较重者，随即发生腰部剧痛，活动不便，坐、卧、翻身都有困难，甚至不能起床，连咳嗽、深呼吸都感疼痛加重。也有些患者，在扭闪腰时，腰部疼痛并不剧烈，还能继续工作，数小时或 1~2 天后，腰痛才逐渐加剧。

方法一：刺络拔罐法+走罐法

【穴位选配】　阿是穴、委中（患侧）（图 4-11）。

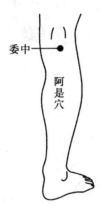

委中

阿是穴

图 4-11　急性腰扭伤拔罐穴位图（方法一）

【拔罐方法】　用三棱针点刺阿是穴直至出血少许，并薄薄地涂一层石蜡油，进行走罐，罐中有瘀血时起罐，然后在委中穴点刺出血数滴。每天 1 次，3 次为 1 疗程。

方法二：刺络拔罐法+按摩法+针刺法

【穴位选配】　主穴：阿是穴、肾俞、腰阳关、大肠俞。配穴：腰俞、中脘、殷门（图4-12）。

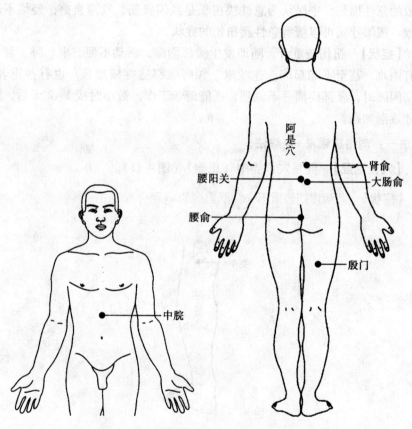

图4-12　急性腰扭伤拔罐穴位图（方法二）

【拔罐方法】　先取主穴，用三棱针点刺直至出血少许，然后拔罐。留罐15~20分钟。配穴按摩加针刺，不拔罐。每天1次，5次为1疗程。

爱心贴士

（1）拔罐治疗本病可得到满意的效果，若配合按摩则疗效更佳。

（2）但急性腰扭伤后局部有紫瘀血者，需24小时后拔罐，防止引起出血加重或再次出血。

（3）治疗期间，应卧平板床，避免受寒，同时进行轻度功能锻炼。

第五节　腰椎间盘突出症

腰椎间盘突出症又称腰椎间盘纤维环破裂症，是腰椎间盘退行性病变、腰部外伤、积累性劳损，使纤维环部分或完全破裂，髓核向椎管内突出，压迫或刺激神经根和脊髓而引起的腰腿疼痛综合征。中医认为本病是由于肝肾不足，筋骨不健，复受扭挫，或感风寒湿邪，经络痹阻，气滞血瘀，不通则痛。拔罐疗法可以舒筋活血治疗腰痛。

【症状】　此病疼痛轻重不一，严重者影响翻身和站立，疼痛沿着坐骨神经分布区放射，久病后，小腿外侧及足背、足掌等处会有麻木感和感觉减退。

方法一：火罐法

【穴位选配】　①肾俞、腰阳关、腰夹脊、十七椎；②膈俞、三阴交、风府（图4-13）。

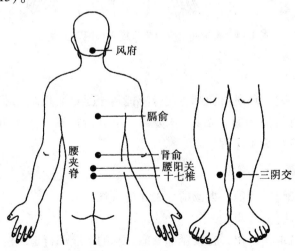

图4-13　腰椎间盘突出症拔罐穴位图（方法一）

【拔罐方法】 用闪火法将罐具吸拔在上述各穴上，留罐 15~20 分钟。每天 1 次，10 次为 1 疗程，两个疗程间隔 5 天。上述 2 组穴位，每次选用 1 组，2 组交替使用。

方法二：针罐法

【穴位选配】 环跳、昆仑、阳陵泉、关元俞、大肠俞（图 4-14）。

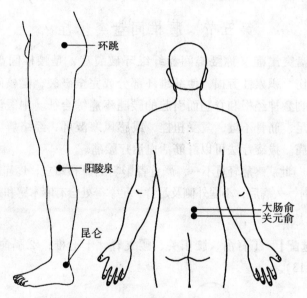

图 4-14 腰椎间盘突出症拔罐穴位图（方法二）

【拔罐方法】 环跳可深刺，使针感能传至足部，以除深邪远痹。其他穴位针刺以有针感为宜。留针 20 分钟，出针后拔罐。留罐 10~15 分钟。每天 1 次，10 次为 1 疗程。

方法三：走罐法+留罐法

【穴位选配】 肾俞、大肠俞、关元俞（图 4-15）。

【拔罐方法】

（1）患者取俯卧位，在腰骶部及痛、麻的下肢部行走罐法。

（2）再在肾俞、大肠俞、关元俞穴采用留罐法，留罐 10~15 分钟。

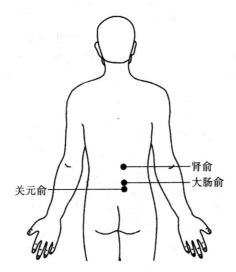

图 4-15　腰椎间盘突出症拔罐穴位图（方法三）

（3）2~3 天 1 次，10 次为 1 疗程。

爱心贴士

（1）急性期宜卧硬板床休息，如病情有好转时宜结合适当活动，但必须防止过度屈伸及弯腰负重，以免复发。

（2）患者下肢、腰部均宜做好保温，避免风寒湿邪不良刺激。

第六节　腰肌劳损

腰肌劳损是指腰骶部肌肉、筋膜、韧带等软组织的慢性损伤。本病常由于工作姿势不良、过度弯腰或急性损伤后未及时治疗，或治疗不彻底、反复损伤，或冒雨受寒、受湿，以及先天畸形所致。中医认为腰为肾之府，由于劳损于肾，或平素体虚，肾气虚弱，肾的精气不能充养筋骨、经络，故患部多为气血不畅或瘀血留于经络，血不荣筋，筋脉不舒，而致腰部痉挛疼痛。通过拔罐可以疏经络补经气，缓解腰部疼痛症状。

【症状】 临床症状表现为长期、反复发作的腰背痛，时轻时重，劳累后加剧，休息后减轻，并与气候变化有一定关系，腰腿活动一般无明显障碍，部分患者伴有脊柱侧弯、腰肌痉挛，下肢可出现牵涉痛等症状。

方法一：火罐法

【穴位选配】 肾俞、腰眼、关元俞（图 4-16）。

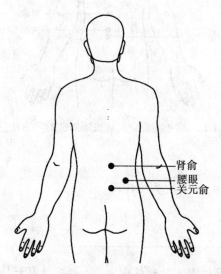

肾俞
腰眼
关元俞

图 4-16　腰肌劳损拔罐穴位图（方法一）

【拔罐方法】 患者取俯卧位，将火罐依次迅速拔在肾俞穴、腰眼穴、关元俞穴上，留罐 10~15 分钟。每天 1 次，10 次为 1 疗程。若症状严重，可在起罐后隔姜片温灸 10 分钟，以皮肤有温热感为度。

方法二：走罐法

【穴位选配】 患侧腰部骶棘肌（图 4-17）。

【拔罐方法】 患者取俯卧位，首先在患侧腰部涂抹适量的按摩乳，然后选择中号火罐或抽气罐，将罐拔在患侧腰部，沿骶棘肌上下来回推拉走罐，直至皮肤潮红或出现红色瘀血为止。每天 1 次，一般 1~3 次即可缓解症状。

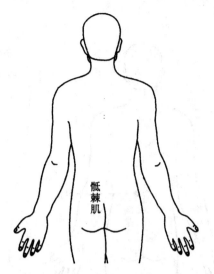

图 4-17 腰肌劳损拔罐穴位图（方法二）

爱心贴士

（1）治疗期间应静卧休息，不宜做剧烈运动和繁重劳动。

（2）平日应纠正不良坐姿，适当做腰背肌肉的功能锻炼，并注意腰腿部的防寒保暖，节制房事。

第七节　梨状肌综合征

梨状肌综合征是指由于梨状肌损伤、炎症，刺激压迫坐骨神经引起臀腿痛。属于中医学"痹证"、"筋伤"的范畴。中医认为，劳损复感风寒湿邪，痹阻经脉，筋脉失养以致疼痛。

【症状】　多因外伤或风寒湿邪而诱发加重臀腿疼痛，严重者自觉循足太阳、足少阳经筋分布区放射性疼痛，甚则臀部有"刀割样"或"烧灼样"疼痛，不能入睡，影响日常生活，甚则走路跛行。

方法：刺络拔罐法

【穴位选配】　腰骶夹脊、肾俞、环跳、压痛点（阿是穴）（图 4-18）。

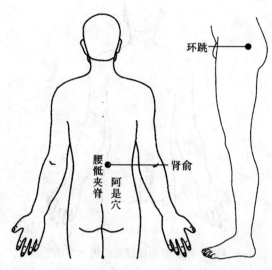

图 4-18　梨状肌综合征拔罐穴位图

【拔罐方法】　先在压痛点处按揉 3~5 分钟，使其脉络怒张，然后用三棱针迅速点刺 3~5 下，使其出血，接着拔罐 10~15 分钟。以助瘀血排出。隔天 1 次。

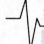
爱心贴士

（1）急性期患者最好卧床休息，减少活动，以利于神经根水肿的吸收，缩短病程。

（2）注意臀部、下肢保温，避免风寒湿不良刺激。

第八节　坐骨神经痛

坐骨神经痛是由于坐骨神经根受压所致，以疼痛放射至一侧或双侧臀部、大腿后侧为特征的一种病症。坐骨神经痛有原发和继发两类，前者起病突然，沿坐骨神经通路有放射性疼痛和明显的压痛点；后者大多可查到原发病，常伴有腰部活动受限，排便时加重，下肢有放射性疼痛。中医认为本病成因，乃由正气虚弱，气血失调，营卫不固，风、寒、湿、热诸邪乘虚而入，阻滞气血经络而致脉络失养，不荣而痛。

　　【症状】　疼痛表现为间断的或者持续的锐痛、钝痛、刺痛或灼痛，一般只发生在身体一侧，可因咳嗽、喷嚏、弯腰、举重物而加重。

方法一：火罐法

　　【穴位选配】　肾俞、膈俞、关元俞、委中（图4-19）。

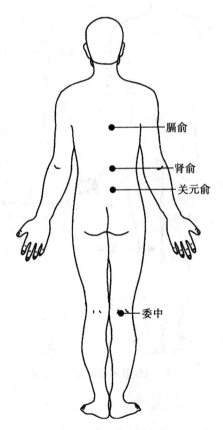

膈俞

肾俞

关元俞

委中

图4-19　坐骨神经痛拔罐穴位图

【**拔罐方法**】 用闪火法将罐具吸拔在穴位上，留罐10~15分钟，每天1次，10次为1疗程。

方法二：刺络拔罐法

【**穴位选配**】 委中、环跳、阳陵泉、大肠俞（图4-20）。

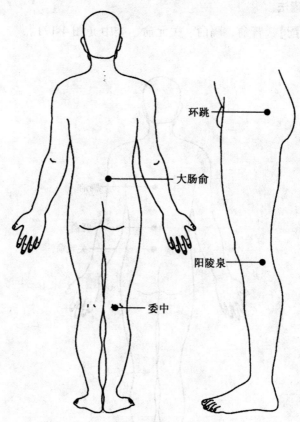

图4-20 风坐骨神经痛拔罐穴位图

【**拔罐方法**】 用三棱针点刺上述穴位3~5次，取中号玻璃火罐，用闪火法吸拔在穴位上，以出血量3~5毫升为宜。留罐10~15分钟，每天1次，10次为1疗程。

爱心贴士

（1）患坐骨神经痛后，只要不在急性期内，仍坚持适度的体育锻炼，帮助解决运动障碍，增大活动范围，增强肌肉力量方式肌肉萎缩。

（2）纠正不良姿势，增强体质，改善全身健康状况。

第九节　膝关节痛

膝关节痛是指关节内损伤与病变、慢性风湿性关节炎、膝关节骨质增生及良性膝关节炎等引起的膝关节疼痛。本病是一种老年人常见的症状，常常引起行动不便，活动受限。中医认为本病是由于风、寒、湿、热、痰、瘀等邪气闭阻经络，影响气血运行，导致肢体、筋骨、关节、肌肉等处发生疼痛、酸楚麻木的一种疾病。

【症状】　最常见症状就是疼痛，关节常出现僵硬、肿胀以及屈伸活动受限。

方法一：留罐法

【穴位选配】　梁丘、血海、膝眼、阳陵泉、足三里、鹤顶（图4-21）。

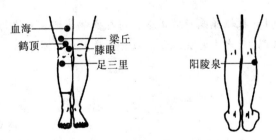

图4-21　膝关节痛拔罐穴位图（方法一）

【拔罐方法】　患者取仰卧位或坐位，膝下垫一软枕，以使膝关节屈曲放松，在梁丘、血海、膝眼、阳陵泉、足三里、鹤顶穴采用留罐法，留罐10~15分钟。2~3天1次，10次为1疗程。

方法二：针罐法

【穴位选配】　①梁丘、血海、内膝眼、外膝眼、足三里；②阴陵泉、阳陵泉、委中、承山、三阴交（图4-22）。

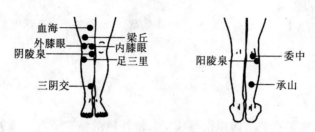

图4-22　膝关节痛拔罐穴位图（方法二）

【拔罐方法】　先用毫针针刺，得气后留针15分钟。出针后闪火法拔罐，留罐10~15分钟。起罐后贴姜片温灸，点燃艾条隔姜片温灸5分钟，至有温热感。每天1次，10次为1疗程，一般1~2个疗程即愈。上述2组穴位，每次选用1组，2组交替使用。

爱心贴士

(1) 拔罐镇痛疗效迅速，但原发病应配合其他药物治疗。
(2) 患者平时应注意保暖，避免肢体过度劳累。

第十节　网　球　肘

网球肘又称肱骨外上髁炎，是一种常见的慢性劳损性疾病。本病一般起病较慢，多数无明显外伤史，而且有长期使用肘部、腕部活动的劳损史。中医认为劳累汗出、营卫不固、寒湿侵袭肘部经络，使气血阻滞不畅；长期从事旋前、伸腕等剧烈活动，使经脉损伤、瘀血内停等均能导致肘部经气不通，不通则痛。拔罐疗法可以有效刺激局部神经回路，促进血液循环，改善周围组织营养，令气能载血，血能荣筋，肌肉筋骨皆得以濡养。

【**症状**】　肘后外侧酸痛，尤其在做转、伸、拉、端、推等动作时疼痛更为剧烈。

方法一：刺络拔罐法

【**穴位选配**】　压痛点（图 4-23）。

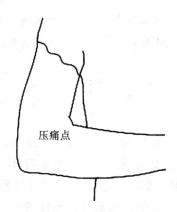

图 4-23　网球肘拔罐穴位图（方法一）

【**拔罐方法**】　用三棱针对准穴位迅速刺入 30~60 秒，随即退出，以出血为度，然后用闪火法将罐具吸拔在点刺部位，留罐 10~15 分钟，吸拔出血 2 毫升。每 3~5 天 1 次，一般治疗 3 次。

方法二：留罐法

【**穴位选配**】　阿是穴、尺泽、孔最、曲池（图 4-24）。

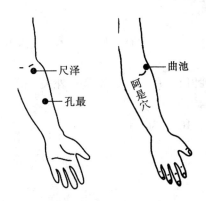

图 4-24　网球肘拔罐穴位图（方法二）

【**拔罐方法**】　用闪火法拔罐或闪罐，留罐 10~15 分钟。闪罐法以皮肤潮红为度。每天 1 次，10 次为 1 疗程。

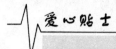

爱心贴士

（1）治疗期间应注意休息，局部保暖防寒。
（2）避免患肢旋转、用力及腕关节屈伸运动。

第十一节　风湿性关节炎

风湿性关节炎是一种常见的急性或慢性结缔组织炎症。主要发生在四肢大关节，是风湿热的主要表现之一。好发于青壮年，以女性多见。急性炎症一般于 2~4 周消退，不留后遗症，但常反复发作。中医认为居处潮湿、触冒风雨等是产生痹证的外来条件；素体虚弱、气血不足、腠理不密是产生痹证的内在因素。

【**症状**】　表现为游走性多发性关节炎，多对称性地累及膝、踝、肩、腕、肘、髋等大关节，关节局部红肿热痛，但不化脓，可同时累及几个大关节，也可波及手、足小关节及脊柱关节。

方法：留罐法

【**穴位选配**】　中脘、关元、章门、肩贞、大椎、外关、肾俞、命门、委中、承山、肩髃（图 4-25）。

【**拔罐方法**】

（1）患者先取仰卧位，在中脘、肩贞、关元、章门穴采用留罐法，留罐 10~15 分钟。

（2）然后再取俯卧位，在大椎、肩髃、外关、肾俞、命门、委中、承山穴采用留罐法，留罐 10~15 分钟。

（3）2~3 天 1 次，10 次为 1 疗程。

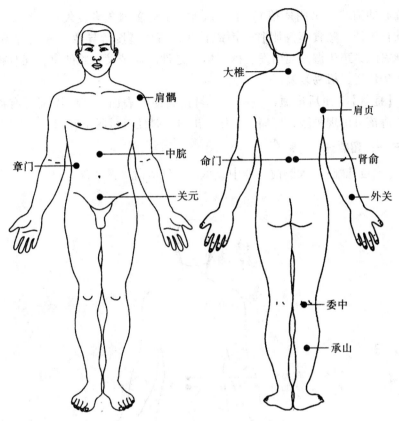

图 4-25　风湿性关节炎拔罐穴位图

爱心贴士

(1) 本病应积极配合中西医药物治疗。

(2) 急性发作期应卧床休息。

(3) 平时注意防止受寒、淋雨，关节处要注意保暖。

第十二节　痔　疮

痔疮是指直肠下端黏膜和肛管远侧端皮下的静脉曲张呈团块状或半球

状隆起的肉球（又叫痔核）。中医认为，本病多因久坐、久立、负重远行或饮食失调、嗜食辛辣肥甘、泻痢日久、劳倦过度等导致气血运行不畅，络脉瘀阻，蕴生湿热而引发。得了痔疮是件既痛苦又尴尬的事，而且得过一次痔疮后，极易复发。

【症状】 便后出血，色鲜红，附在粪便的表面；肛门周围可有疼痛感；痔核可出现肿胀、疼痛、瘙痒、出血，排便时可脱出肛门。

方法一：留罐法

【穴位选配】 大肠俞、委中、承山、气海俞（图4-26）。

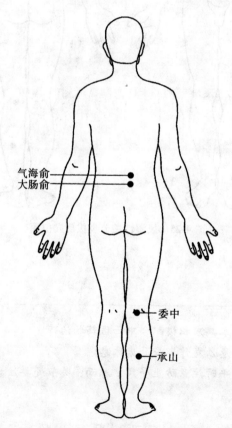

图4-26 痔疮拔罐穴位图（方法一）

【拔罐方法】　在上述穴位处拔罐，留罐 15~20 分钟，每天或隔天 1 次，5 次为 1 疗程。

方法二：刺络拔罐法

【穴位选配】　大肠俞（图4-27）。

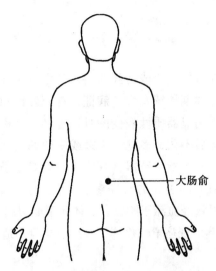

大肠俞

图 4-27　痔疮拔罐穴位图（方法二）

【拔罐方法】　用三棱针在两侧大肠俞快速进针，深度约为 0.5 厘米，进针后将针体左右摇摆 3~5 次，使局部有强烈的酸麻痛感时起针。然后迅速用闪火法将罐具吸拔在针眼处，留罐 10~20 分钟，拔出瘀血约 5 毫升，起罐后擦净皮肤上的血迹。每周 2 次，6 次为 1 疗程。

爱心贴士

(1) 少食辛辣、刺激性食物，多食蔬菜、水果及粗纤维食物。
(2) 保持排便通畅，养成定时排便的习惯。
(3) 经常做提肛锻炼，增强肛门括约肌的功能。
(4) 避免久坐或久站。

第五章　妇科常见病拔罐疗法

第一节　痛　经

痛经是指妇女在月经期间或行经前后，产生下腹部及腰部疼痛，甚则剧痛难忍，随着月经周期持续发作的病证，有原发性和继发性之分。原发性痛经指生殖器官无明显器质性病变的月经疼痛，又称功能性痛经，常发生在月经初潮或初潮后不久，多见于未婚或未孕妇女，多数经生育后痛经缓解或消失；继发性痛经指生殖器官有器质性病变如子宫内膜异位症、盆腔炎和子宫黏膜下肌瘤等引起的月经疼痛。中医认为本病多因情志郁结，或经期受寒饮冷，以致经血滞于胞宫，或体质素弱引起疼痛。

【症状】　下腹部出现痉挛性疼痛，并伴有全身不适。

方法：留罐法

【穴位选配】　主穴：中极、关元、次髎。配穴：气滞血瘀者配气海、血海；寒凝胞中者配大赫；气血虚弱者配气海、脾俞、膈俞、足三里；湿热下注者配脾俞；肝肾虚损者配肝俞、肾俞（图5-1）。

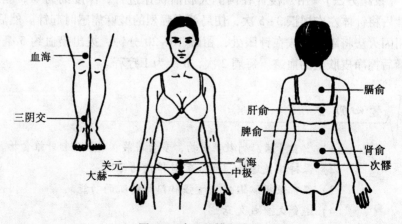

图 5-1　痛经拔罐穴位图

【拔罐方法】　用闪火法将罐具吸拔在穴位上，留罐 10~15 分钟，每天 1 次，10 次为 1 疗程。

爱心贴士

（1）拔罐治疗应在每次月经来潮前 2~3 天进行治疗。

（2）平日应加强体育锻炼，调适情志，消除焦虑、紧张和恐惧心理。

（3）经期应注意卫生，并避免剧烈运动和过度劳累，饮食忌寒凉。

第二节　月经不调

月经不调是指月经的周期、经期、经量、经质发生异常改变的一种妇科疾病。中医认为本病主要是因为经期忧思郁怒，导致气滞血淤、冲任失调；或因为经期冒雨涉水，过食生冷，久坐、久卧湿地，感受寒冷之邪，导致寒湿凝滞胞脉；或因为素体虚弱，经期劳累过度等原因导致脾肾阳虚、胞脉失养。通过调理使得肾气充足，精血旺盛，则月经自然通调。

【症状】　主要表现为经期超前或延后、经量或多或少、色淡红或暗红、有血块，经质清稀或赤稠，并伴有头晕、心悸、心烦易怒、睡眠较差、腰酸腰痛、精神疲倦等。

方法一：留罐法

【穴位选配】　①膈俞、八髎、期门、关元；②肝俞、脾俞、肾俞、三阴交（图5-2）。

【拔罐方法】　在上述穴位拔罐后，留罐 10~15 分钟。月经干净后 5 天施术，月经来潮时停止。每天 1 次。上述 2 组穴位，每次选用 1 组，2 组交替使用。

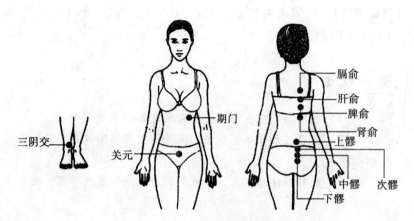

图 5-2　月经不调拔罐穴位图（方法一）

方法二：灸罐法

【穴位选配】　主穴：气海、关元、三阴交。配穴：脾俞、肾俞、隐白（图 5-3）。

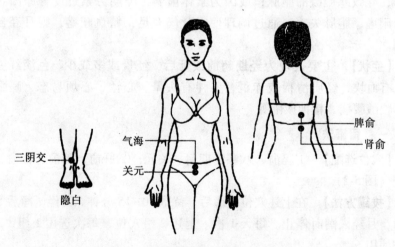

图 5-3　月经不调拔罐穴位图（方法二）

【拔罐方法】 主穴每天拔罐 1 次，留罐 10~15 分钟，起罐后用艾条温灸 5 分钟。配穴隔日拔罐 1 次，每次留罐 10~15 分钟，5 次为 1 疗程。

爱心贴士

(1) 注意经期卫生，保持阴部清洁，应特别注意下半身的保暖。

(2) 生活有规律，保持心情舒畅，适当锻炼身体和参加轻体力劳动。

(3) 经期严禁性生活。

(4) 戒烟，忌食辛辣、刺激性食物，适当补血。

第三节 闭 经

闭经又称经闭，是指女子年过 18 岁后，月经仍未来潮，或曾经来而又中断达 3 个月以上的病症。中医学认为闭经可分为血枯闭经和血滞闭经两大类。先天肾气不足，或后天肝肾亏损，或反复出血而闭经为血枯闭经；精神刺激，郁怒伤肝，肝气郁结，或经期受凉，导致闭经为血滞闭经。

【症状】 妇女超过 18 岁仍不来月经或已经建立了正常月经周期后，连续 3 个月以上不来月经。

方法一：留罐法

【穴位选配】 气海、关元、血海、足三里、归来、三阴交（图 5-4）。

【拔罐方法】 患者取仰卧位，在气海、关元、归来、血海、足三里、三阴交穴采用留罐法，留罐 10~15 分钟。2~3 天为 1 次，10 次为 1 疗程。

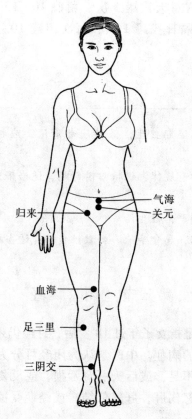

归来
气海
关元
血海
足三里
三阴交

图 5-4　闭经拔罐穴位图（方法一）

方法二：走罐法

【穴位选配】　任脉及背部足太阳膀胱经内侧循行线（图5-5）。

【拔罐方法】　沿腹部任脉及背部足太阳膀胱经内侧循行线行走罐法，2~3天为1次，10次为1疗程。

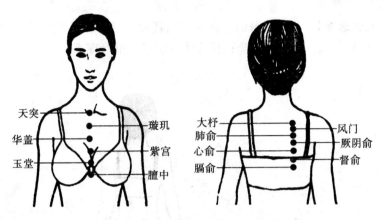

图 5-5 闭经拔罐穴位图（方法二）

爱心贴士

(1) 注意将闭经和早期妊娠相鉴别。

(2) 避免过度疲劳和精神刺激，调适情志，劳逸结合，适当参加体育锻炼。

(3) 调节饮食，注意蛋白质等的摄入，避免过分节食或减肥，造成营养不良引发此病。

(4) 注意经期及产褥期卫生。

第四节 带 下 病

带下病是指女性阴道分泌物增多，连续不断，呈白色或浅黄色或混有血液，质地黏稠，如涕如脓，气味腥臭。按照带下的颜色不同，可分为白带、黄带、赤带、黑带、青带等。中医认为本病多因湿热下注或气血亏虚，致带脉失约、冲任失调而成。

【症状】 带下病经常伴有头晕、四肢无力、心烦、口干、腰酸、小腹坠胀疼痛等症状。

方法一：针罐法

【穴位选配】 主穴：肾俞、次髎、白环俞、三阴交以及腰骶部位。配穴：阴痒配曲泉；便秘配丰隆；神疲体倦配足三里（图5-6）。

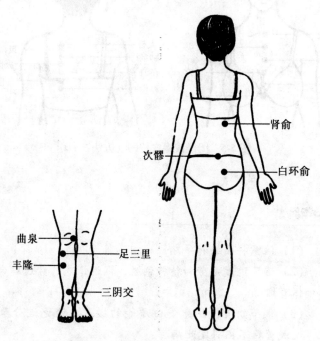

图 5-6　带下病拔罐穴位图（方法一）

【拔罐方法】 用毫针刺穴位，得气后留针，然后用闪火法将罐具吸拔在穴位上，留针、罐10~15分钟。每天1次，10次为1疗程。

方法二：火罐法

【穴位选配】 中极、关元、气海、血海、三阴交（图5-7）。

【拔罐方法】 用闪火法将火罐吸定在各穴上，留罐15~20分钟。每天1次，10次为1疗程，2个疗程间隔5天。

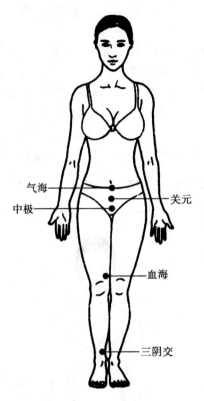

图 5-7　带下病拔罐穴位图（方法二）

爱心贴士

　　（1）平时应积极参加体育锻炼，增强体质，下腹部要保暖，避免风冷之邪入侵。

　　（2）饮食应注意避免生冷、辛辣等刺激性食物，保持乐观心态。

　　（3）保持阴部卫生，积极治疗阴道炎、盆腔炎等原发病。

第五节 子宫脱垂

子宫脱垂是指支撑子宫的组织受损伤或薄弱，致使子宫从正常位置沿阴道下降，子宫颈外口达坐骨棘水平以下甚至子宫全部脱出阴道口外的一种生殖伴邻近器官变位的综合征。中医认为本病多由气虚、肾虚所致。

【症状】 子宫脱垂患者平时就会有腰酸背痛，自觉有物从阴道脱出，行走、劳作、咳嗽、排便、下蹲时更加明显。严重时还会拖累膀胱及直肠，而会有频尿、小便解不干净或大便不顺之感。

方法一：火罐法+抽气罐法

【穴位选配】 气海、关元、足三里（图5-8）。

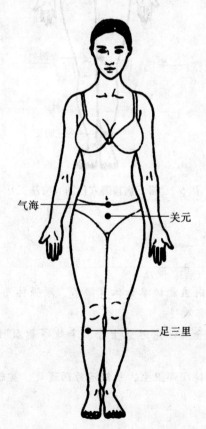

气海
关元
足三里

图 5-8 子宫脱垂拔罐穴位图（方法一）

【拔罐方法】 患者取俯卧位，将火罐拔在气海穴、关元穴上，留罐10~15分钟。然后将抽气罐拔在足三里穴上，留罐10~15分钟。

方法二：留罐法+艾条灸法

【穴位选配】 主穴：肾俞、上髎、腰眼、子宫。配穴：百会（图5-9）。

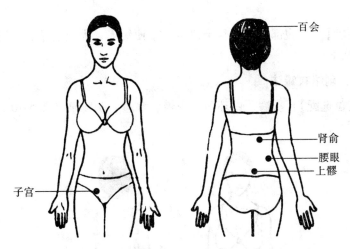

图5-9 子宫脱垂拔罐穴位图（方法二）

【拔罐方法】 主穴留罐10~15分钟。配穴用艾条温灸10分钟，至头顶有温灼感为止。每天或隔天1次，10次为1疗程。

~~爱心贴士~~

（1）不要长时间站立或下蹲，不得用力提取重物，尽量少做屏气等能增加腹压的动作。

（2）注意卧床休息，睡觉时宜垫高臀部或脚部。

（3）治疗期间避免过度劳累，注意小腹保暖，节房事。

（4）饮食忌辛辣燥烈之物，若能配用补中益气汤加枳壳，水煎内服，效果更佳。

第六节　慢性盆腔炎

慢性盆腔炎是指女性内生殖器、周围结缔组织及盆腔腹膜发生慢性炎症，反复发作，经久不愈。本病常常由于分娩、流产、宫腔内手术消毒不严，或经期、产后不注意卫生，或者盆腔附近其他部位的感染使病原体侵入所致。

【症状】　下腹部疼痛、咽干口苦、小便短赤、大便秘结、经行则量多或者淋漓不尽。

方法一：刺络拔罐法

【穴位选配】　次髎、白环俞、中极、水道、阴陵泉（图5-10）。

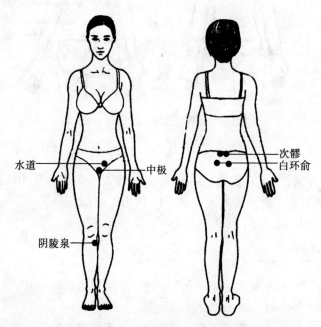

水道
中极
阴陵泉
次髎
白环俞

图5-10　慢性盆腔炎拔罐穴位图（方法一）

【拔罐方法】　先用三棱针点刺上述诸穴，再用闪火罐法在点刺穴上拔

5~10分钟。隔天1次，10次为1疗程。

方法二：火罐法

【穴位选配】　肾俞、腰阳关、关元俞、气海、关元、三阴交（图5-11）。

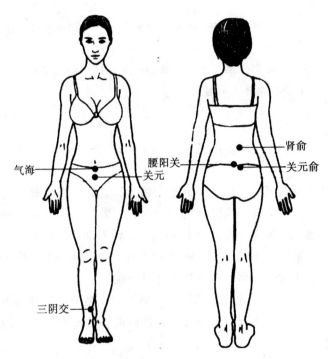

气海
关元
腰阳关
肾俞
关元俞
三阴交

图5-11　慢性盆腔炎拔罐穴位图（方法二）

【拔罐方法】

（1）患者先取俯卧位，将火罐拔在肾俞穴、腰阳关穴、关元俞穴上，留罐10~15分钟。

（2）然后再取仰卧位，将火罐拔在气海穴、关元穴、三阴交穴上，留罐10~15分钟。隔天1次，10次为1疗程。

爱心贴士

（1）本病病程较长，应争取早诊断早治疗，坚持长时间拔罐配合药物治疗，疗效更佳。

（2）在平时应注意经期卫生，禁止在经期、流产后性交、盆浴。

（3）患病后要解除思想顾虑，保持心情舒畅，增强治疗信心。

（4）注意营养，需劳逸结合，进行适当的体育锻炼，以增强体质并提高机体抗病能力。

第七节　乳腺增生

乳腺增生是指乳腺上皮和纤维组织增生，乳腺组织导管和乳小叶在结构上的退行性病变及进行性结缔组织的生长。乳腺增生是由内分泌失调引发的乳腺疾患，是困扰女性的常见病之一，约有 70%~80% 的女性都有不同程度的乳腺增生，多见于 25~45 岁的女性。中医认为本病多由于情怀不畅，肝气不得正常疏泄而气血郁结于乳房而成。

【症状】　突出症状是月经前乳房疼痛明显，多为乳房外上侧及中上部疼痛明显，月经后疼痛减退或消失，乳房内能够触及大小不等的包块或条索状增生物。

方法一：抽气罐法

【穴位选配】　屋翳、乳根、天宗、肩井（图 5-12）。

【拔罐方法】

（1）患者先取仰卧位，用拔罐器把气罐吸拔于屋翳穴、乳根穴上，留罐 10~15 分钟。

（2）再取俯卧位，用拔罐器将气罐拔在天宗穴、肩井穴上，留罐 10~15 分钟。

（3）隔天 1 次，20 次为 1 疗程，2 个疗程间隔 5 天。

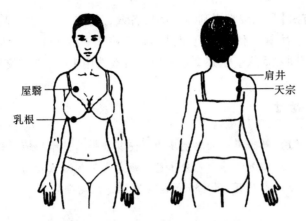

图 5-12　乳腺增生拔罐穴位图（方法一）

方法二：刮痧罐法

【穴位选配】　①肩井、天宗、膻中、乳根、阳陵泉、外关、丰隆；②肝俞、屋翳、膺窗、足三里、太溪、行间、侠溪（图 5-13）。

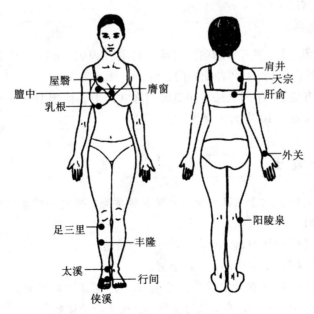

图 5-13　乳腺增生拔罐穴位图（方法二）

【拔罐方法】 先按常规刮痧法刮拭各穴，每穴刮 30 次。刮痧后拔罐，留罐 20 分钟。太溪、侠溪、行间只刮痧不拔罐。隔天 1 次，20 次为 1 疗程，2 个疗程间隔 5 天。上述 2 组穴位，每次选用 1 组，2 组交替使用。

爱心贴士

(1) 解除患者的思想压力，使其能够心情愉快地配合治疗。
(2) 增加营养，充分休息，避免食用刺激性食物。
(3) 本病有 2%~3% 的恶变可能，应定期复查。

第八节　妊娠呕吐

妊娠呕吐是指受孕后 2~3 个月之间，反复出现的以恶心、呕吐、厌食或食入即吐为主要症状的孕期病症。中医认为本病的主要机理是冲气上逆、胃失和降。

【症状】 恶心、呕吐等，伴有全身乏力、精神萎靡、身体消瘦，一般在清晨时较重。

方法：火罐法

【穴位选配】 主穴：脾俞、肝俞、胃俞、内关。配穴：脾胃虚弱者配足三里、中脘；肝胃不和者配期门、太冲（图 5-14）。

【拔罐方法】 用闪火法将罐具吸拔在穴位上，留罐 10~15 分钟，每天 1 次或隔天 1 次，10 次为 1 疗程。

爱心贴士

(1) 对于呕吐严重，出现电解质紊乱及脱水现象的患者，应及时就医。
(2) 保持乐观心态，消除紧张情绪。
(3) 注意休息，预防感冒。
(4) 注意饮食调节，少食多餐，适当增加营养，多吃高蛋白、高维生素、易消化的食物，少吃生冷油腻的食品。

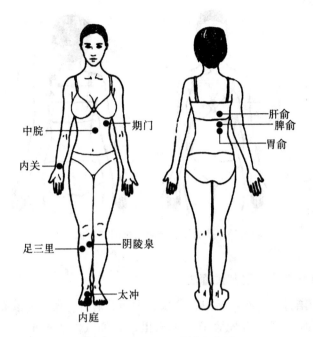

图 5-14　妊娠呕吐拔罐穴位图

中脘　期门
内关
肝俞
脾俞
胃俞
足三里　阴陵泉
太冲
内庭

第九节　产后缺乳

产后缺乳是指妇女产后乳汁分泌量少或全无，无法满足喂哺婴儿的需要。乳汁的分泌与乳母的精神、情绪、营养状况、休息和劳累都有关系。乳汁过少可能是由乳腺发育较差，产后出血过多或情绪欠佳等因素引起，感染、腹泻、便溏等也可使乳汁缺少，或因乳汁不能畅流所致。

【症状】　产后乳汁少或完全无乳。

方法一：火罐法

【穴位选配】　天宗、肩井、膏肓、乳根、膻中（图 5-15）。

【拔罐方法】　用闪火法将罐具吸拔在穴位上，留罐 10~15 分钟。每天或隔天 1 次，5 次为 1 疗程。

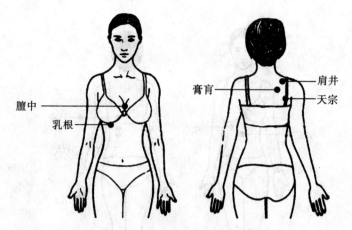

图 5-15 产后缺乳拔罐穴位图（方法一）

方法二：刺络加毫针浅刺拔罐法

【穴位选配】 主穴：膻中、乳根、少泽、肩井。配穴：食欲差者配脾俞、胃俞；血虚气弱者配脾俞、足三里；肝郁气滞者配肝俞、期门或太冲、内关（图 5-16）。

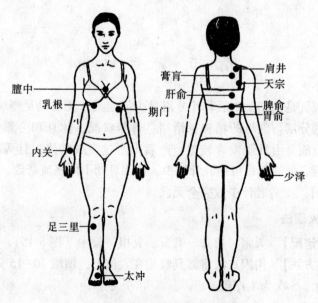

图 5-16 产后缺乳拔罐穴位图（方法二）

【拔罐方法】　用三棱针点刺少泽（只针刺，不拔罐），其他穴位用毫针浅刺，然后将罐吸拔在穴位上，留罐 10~15 分钟。1~2 天 1 次，3 次为 1 疗程。

爱心贴士

(1) 治疗期间应保证有足够的营养摄入，并保持精神愉快。

(2) 哺乳应定时，以建立良好的泌乳反射。

第十节　产后腹痛

妇女下腹部的盆腔内器官较多，出现异常时，容易引起产后腹痛。一般说来，初产妇因子宫纤维较为紧密，子宫收缩不甚强烈，易复原，且复原所需时间也较短，疼痛不明显。经产妇由于多次妊娠，子宫肌纤维多次牵拉，复原较难，疼痛时间相对延长，且疼痛也较初产妇剧烈些。

【症状】　产后腹痛包括腹痛和小腹痛，以小腹部疼痛最为常见。

方法一：灸罐法

【穴位选配】　神阙、中脘、足三里（图 5-17）。

【拔罐方法】　用闪火法将罐具吸拔在穴位上，留罐 10~15 分钟。起罐后用艾条点燃，温灸各穴，以局部有温灼感为度。每天 1 次，痛止即止，一般 1~2 次即愈。

爱心贴士

(1) 拔罐治疗产后腹痛时，吸拔力不可过大。

(2) 产后应注意腹部保暖，宜食温胃、润肠、暖腹的食物，忌食生冷、辛辣之物。

(3) 如子宫内有残留物而引发产后腹痛或出血过多，并发感染症状时，应采取中西医药物治疗。

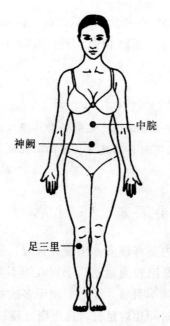

中脘

神阙

足三里

图 5-17 产后腹痛拔罐穴位图

第十一节 女性更年期综合征

女性更年期综合征是指妇女在 45~55 岁的年龄段，因为卵巢功能的退行性改变，月经逐渐停止来潮，进入绝经期所表现的一系列内分泌失调和自主神经功能紊乱的症候群。很多人认为更年期十分可怕，其实更年期只是一个正常的生理过程，只需积极地调理一般预后良好。

【症状】 主要表现为月经不规律、烦躁易怒、潮热汗出、腰膝酸软、失眠多梦、头晕耳鸣、健忘多疑、性欲减退、乏力、注意力不集中等。

方法一：留罐法

【穴位选配】 主穴：肾俞、心俞、足三里、三阴交。配穴：肾阳虚者配脾俞、气海；肾阴虚者配肝俞、血海（图 5-18）。

【拔罐方法】 用闪火法将罐具吸拔在穴位上，留罐 10~15 分钟，注意不要压力过大，以免皮肤起泡引起感染。每天 1 次，10 次为 1 疗程。

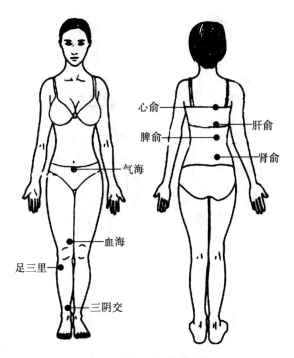

图 5-18　更年期综合征拔罐穴位图（方法一）

方法二：走罐法+留罐法

【**穴位选配**】　肺俞、肾俞、关元、京门（图 5-19）。

【**拔罐方法**】　①走罐法。肺俞至肾俞采用此法，在背部涂抹适量的润滑油，用闪火法将罐具吸拔在肺俞上，推至肾俞，来回走罐 20 次，至皮肤变红。②留罐法。关元、京门采用此法，用闪火法将罐具吸拔在穴位上，留罐 10~15 分钟。隔日 1 次。

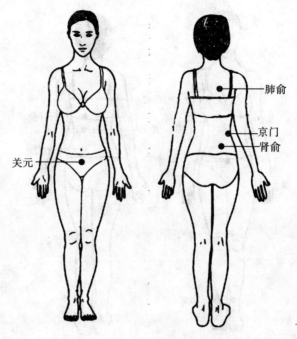

肺俞

京门
肾俞

关元

图 5-19　更年期综合征拔罐穴位图（方法二）

爱心贴士

　　（1）患者应保持乐观、积极的心态去看待更年期，并定期去医院体检。

　　（2）加强营养，多做户外运动。多吃富含雌激素的食物及生菜和蛋白质补充品（尤其是低血糖患者），限用少量的酸酪乳或酸奶，少喝含咖啡因的饮品。

第六章 儿科常见病拔罐疗法

第一节 小儿便秘

小儿便秘是指小儿大便秘结不通，或排便间隔时间超过 2 天以上，大便质地干燥坚硬，难于排出。主要由于各种原因引起的肠道蠕动失常所致。便秘不仅会使有毒物质长时间滞留在体内，损害肝、肾，还可影响儿童的生长发育，导致肥胖、脂肪肝等疾患。更为严重的是，长期便秘会影响孩子的智力发育。

【**症状**】 表现为大便干燥坚硬，难于排出，腹部胀满疼痛拒按，饮食减少，烦躁不安；或者虽便质不硬，但数日大便 1 次，用力难下，形体瘦弱，面色苍白。

方法：刮痧后拔罐法

【**穴位选配**】 大肠俞、天枢、腹结、支沟、足三里（图 6-1）。

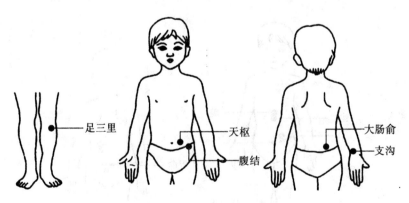

图 6-1　小儿便秘拔罐穴位图

【**拔罐方法**】 在上述各穴涂抹活血剂刮痧，每穴刮拭 30 次。刮后拔罐，留罐 5~10 分钟。每天 1 次，通便后再拔治 2 次即止。

爱心贴士

(1) 调整小儿饮食, 多吃水果和蔬菜, 少吃油腻多脂食品, 饮水时适当加入蜂蜜。

(2) 带小儿多参加户外活动, 增强肠蠕动功能。

第二节 小儿厌食

小儿厌食是指小儿较长时期见食不贪、食欲不振、厌恶进食的病症, 是目前儿科临床常见病之一。本病多见于1~6岁儿童, 其发生无明显的季节差异, 一般预后良好。少数长期不愈者可影响儿童的生长发育, 也可成为其他疾病的发生基础。中医认为本病多因长期乳食失节, 损伤脾胃而致。

【症状】 主要的症状有呕吐、食欲不振、面色欠华、形体偏瘦、腹泻、便秘、腹胀、腹痛和便血等。

方法: 留罐法

【穴位选配】 中脘、天枢、气海、胃俞、脾俞、足三里、建里 (图6-2)。

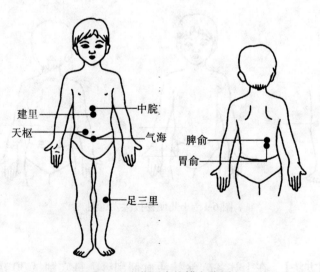

图6-2 小儿厌食拔罐穴位图

【拔罐方法】　上述穴位留罐10~15分钟，隔天1次，5次为1疗程。

爱心贴士

（1）平日应培养小儿良好的饮食习惯，定时进餐，保证饮食卫生；生活有规律，睡眠充足，定时排便；营养全面，多吃粗粮和水果蔬菜，少吃零食和甜食，少喝饮料。

（2）改善进食环境，避免"追喂"等过分关注小儿进食的行为。

第三节　小儿消化不良

小儿消化不良是一种常见的消化道疾病，是指2岁以下的婴幼儿由于胃肠道器官尚未发育完全，消化腺功能不全而发生的胃肠紊乱综合征，以厌食、呕吐、腹泻为主要症状。一年四季均可发病，以夏秋季节最常见。消化不良分为轻型（单纯性消化不良）和重型（中毒性消化不良）。拔罐疗法适于单纯性消化不良。

【症状】　小儿的大便次数增多且呈黄绿色，大便稀薄并带有不消化的乳食和黏液。

方法：火罐法

【穴位选配】　水分、天枢、气海、关元、大肠俞、气海俞、关元俞（图6-3）。

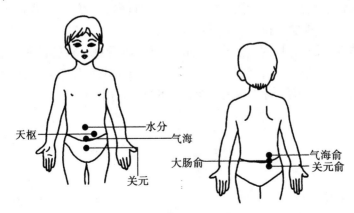

图6-3　小儿消化不良拔罐穴位图

【**拔罐方法**】 采用闪火法将罐具吸拔在腹部穴位上，留罐 2~5 分钟；然后再变换为俯卧位，以闪火法将罐具吸拔在背部俞穴，留罐 2~5 分钟。每天 1 次，10 次为 1 疗程。

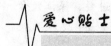
爱心贴士

(1) 治疗期间应调整小儿饮食，减少胃肠负担。

(2) 轻症停喂不易消化食物和脂类食物，重症应暂时禁食，但一般不超过 6~8 小时，多饮水以防脱水。

第四节　小儿遗尿症

小儿遗尿症是指 3 周岁以上的小儿无法控制排尿，睡眠中小便自遗，醒后方觉的一种病证。多见于 10 岁以下的儿童，男孩患此病的概率多于女孩。中医认为本病多因肾气亏虚，下元不固或脾肺气虚，中气下陷或肝经湿热，下注膀胱而致。

【**症状**】 患儿大多在夜间一定的钟点，自行排尿，醒后方觉。有的每晚都遗，甚则一夜遗尿数次；有的 3~5 天 1 次，有的 1 个月遗尿 1~2 次。部分患儿白天睡眠时亦可发生。临床上没有排尿困难或剩余尿。

方法：火罐法+艾条灸法

【**穴位选配**】 ①关元、气海、中极、肾俞、命门；②大肠俞、膀胱俞、白环俞、脾俞、肺俞（图 6-4）。

【**拔罐方法**】 用闪火法拔罐，留罐 10~15 分钟。频遗者罐后加艾条温灸 10 分钟。每天 1 次，5 次为 1 疗程，一般 1 个疗程见效，两个疗程痊愈。上述 2 组穴位，每次选用 1 组，2 组交替使用。

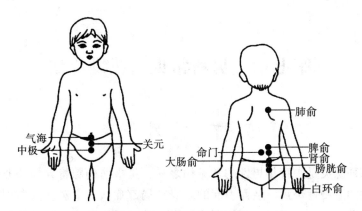

图6-4 小儿遗尿症拔罐穴位图

爱心贴士

（1）应培养小儿按时排尿的习惯，夜间家长应定时叫醒患儿起床排尿。

（2）临睡前应少饮水，并排空小便。

（3）家长应消除小儿的紧张恐惧心理，树立其信心和勇气。

第七章　男科常见病拔罐疗法

第一节　前列腺炎

前列腺炎是中青年男性的常见病之一，是指前列腺特异性和非特异感染所致的急慢性炎症，从而引起的全身或局部症状。中医认为前列腺炎多因肾元亏损、脾气虚陷，不能固摄精微，或因湿热下注、扰动精宝、迫精外溢所致。

【症状】 急性前列腺炎可有恶寒、发热、乏力等全身症状。局部症状是会阴或耻骨上区域有重压感，久坐或排便时加重，尿道症状为排尿时有烧灼感、尿急、尿频，可伴有排尿终末血尿或尿道脓性分泌物；慢性前列腺炎可继发于急性前列腺炎或慢性后尿道炎，也可继发于全身其他部位的感染，可有排尿后尿道不适感，排尿终末可有白色黏液，继而可有尿频、尿不净、会阴部或腰部酸胀，常伴有阳痿、早泄、遗精，久之可致前列腺肥大。

方法：刺络拔罐法+留罐法

【穴位选配】 脾俞、八髎、关元、中极、肾俞、膀胱俞、足三里、三阴交（图7-1）。

【拔罐方法】

（1）患者先取俯卧位，在肾俞、脾俞、膀胱俞、八髎穴采用刺血拔罐法。

（2）再取仰卧位，在中极、关元、足三里、三阴交采用留罐法，留罐10~15分钟。

（3）2~3天1次，10次为1疗程。

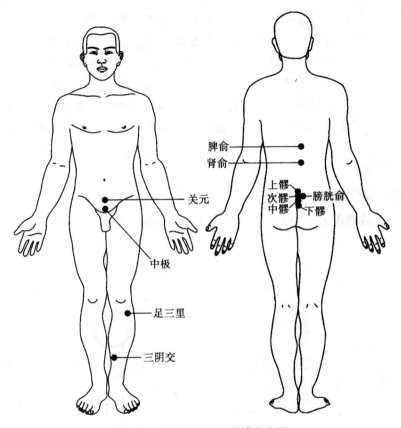

图 7-1　慢性前列腺炎拔罐穴位图

爱心贴士

（1）注意饮食调节，忌食辛辣。

（2）注意个人卫生，防止尿路感染。

（3）节制房事，适当锻炼身体。

第二节　前列腺增生症

前列腺增生症是指因性激素分泌减少或炎性增生导致前列腺内纤维细

胞增生，压迫尿道而引起的一系列症状的疾病。男子更年期时，性激素分泌减少，睾丸的内分泌减少，前列腺分泌减少，腺体发生萎缩和退行性改变，前列腺内的结缔组织增生，前列腺肥大，压迫尿道和输精管，引起排尿、排精障碍。因性激素量减少，身体其他的部位也逐渐衰退。

　　【症状】　早期有尿频、尿急，排尿困难，起初排尿踌躇，开始时间延迟，以后出现排尿迟缓，射程不远，尿线变细无力，或尿流中断，尿末淋漓，尿意不尽感。晚期可有尿失禁，血尿，前列腺增生中有 40%～60% 患者可出现急性尿潴留。

方法：留罐法

　　【穴位选配】　肾俞、膀胱俞、气海、中极、血海、阴陵泉、三阴交、足三里、太溪（图 7-2）。

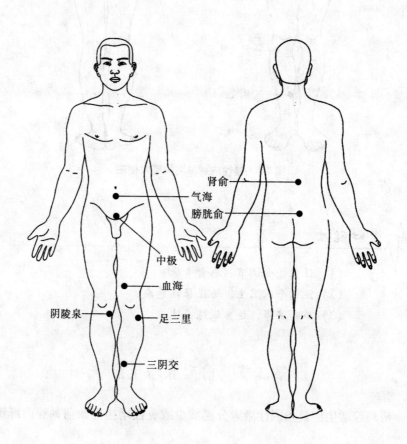

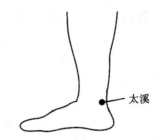

太溪

图 7-2　前列腺增生症拔罐穴位图

【拔罐方法】

（1）患者先取俯卧位，将火罐拔在肾俞穴、膀胱俞穴上。留罐 10~15 分钟。

（2）再取仰卧位，将火罐拔在气海穴、中极穴、足三里穴、血海穴、阴陵泉穴、三阴交穴、太溪穴上。留罐 10~15 分钟。

（3）2~3 天 1 次，10 次为 1 疗程。

爱心贴士

（1）不要憋尿，憋尿会使膀胱过度充盈后肌张力减弱。

（2）保持会阴部清洁，勤换内裤，以免皮肤和尿路感染。

（3）不过度饮酒，严禁酒后性生活。

第三节　阳　痿

阳痿是指男子未到性功能减退时期，出现阴茎不能勃起或勃起不坚，不能进行正常的性生活的一种症状。中医认为，本病是由于劳伤久病，饮食不节，七情所伤，外邪侵袭等原因造成的。

【症状】　男性在有性欲情况下，阴茎不能勃起或能勃起但不坚硬，不能进行性交活动而发生性交困难。阴茎完全不能勃起者称为完全性阳痿，阴茎虽能勃起但不具有性交需要的足够硬度者称为不完全性阳痿。

方法一：留罐法

【穴位选配】 肝俞、脾俞、关元、中极、肾俞、命门、足三里、三阴交（图7-3）。

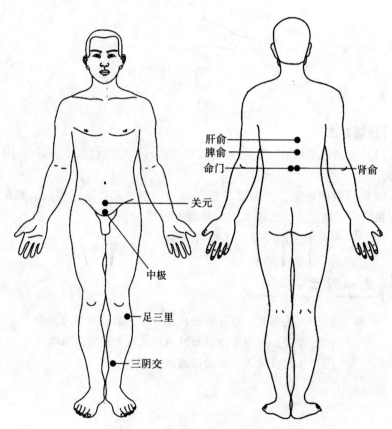

图7-3 阳痿拔罐穴位图（方法一）

【拔罐方法】
（1）患者先取俯卧位，在脾俞穴、肝俞穴、肾俞穴、命门穴采用留罐法，留罐10~15分钟。
（2）再取仰卧位，在中极穴、关元穴、足三里穴、三阴交穴采用留罐法，留罐 10~15 分钟。

（3）2~3 天 1 次，10 次为 1 疗程。

方法二：走罐法+留罐法

【穴位选配】 中极、关元、命门、肾俞、足三里、三阴交、太溪（图 7-4）。

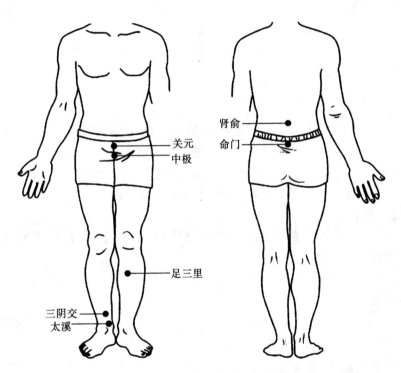

肾俞

命门

关元
中极

足三里

三阴交
太溪

图 7-4 阳痿拔罐穴位图（方法二）

【拔罐方法】

（1）取大小适中火罐，用闪火走罐疗法吸拔于中极、关元穴，手握罐底沿腹部做画圈推拉走罐数次，至局部皮肤潮红为止。

（2）再俯卧位刮拭命门、肾俞穴，坐位走罐足三里、三阴交、太溪穴，各至局部皮肤潮红为止（图4-15）。

（3）用闪火法将罐吸拔于中极、关元、命门穴，留罐 5~10 分钟。

（4）再拔肾俞、足三里、三阴交等穴，留罐 5~10 分钟。

（5）2~3 天 1 次，10 次为 1 疗程。

爱心贴士

（1）宜配合积极治疗引发本病的其他疾病，避免房事过度，戒烟酒。

（2）劳逸结合，适当锻炼，消除紧张情绪。

第四节 早 泄

早泄是指性交刚开始，男子勃起的阴茎尚未进入阴道或刚入阴道即已泄精，随之阴茎软缩，不能正常进行性交的一种病症，是常见的男性性功能障碍。中医认为本病多由于房劳过度或频犯手淫，导致肾精亏耗、肾阴不足，或体虚羸弱、肾气不固，导致肾阴阳俱虚所致。

【症状】

（1）轻度早泄：阴茎插入阴道内时间 1~3 分钟，能抽动 15 次以上，但不能控制性高潮。

（2）中度早泄：阴茎插入阴道能抽动 1~15 次，时间少于 1 分钟，不能控制射精。

（3）重度早泄：阴茎不能行阴道内插入，或能插入但不抽动即射精。

方法一：走罐法+留罐法

【穴位选配】 气海、关元、涌泉、三阴交、心俞、肾俞、志室（图 7-5）。

【拔罐方法】

（1）患者取仰卧位，取大小适中火罐，用闪火走罐疗法吸拔于气海、关元穴，手握罐底沿腹部做画圈推拉走罐数次，至局部皮肤潮红为止。

（2）再取俯卧位刮拭心俞、肾俞、志室穴，坐位刮拭三阴交穴，各至局部皮肤潮红为止。

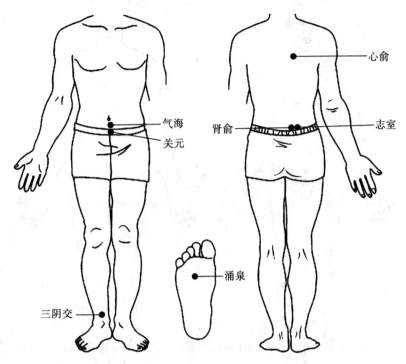

图 7-5 早泄拔罐穴位图（方法一）

（3）可自行按揉涌泉穴配合治疗。

（4）然后取仰卧位，用闪火法将罐吸拔于气海、关元穴，留罐 5～10 分钟。

（5）再拔心俞、肾俞、志室、三阴交穴，留罐 5～10 分钟。

（6）2～3 天 1 次，10 次为 1 疗程。

方法二：留罐法

【穴位选配】 心俞、脾俞、关元、中极、身柱、命门、足三里、三阴交（图 7-6）。

【拔罐方法】

（1）患者先取俯卧位，在心俞、身柱、脾俞、命门穴采用留罐法，留罐 5～10 分钟。

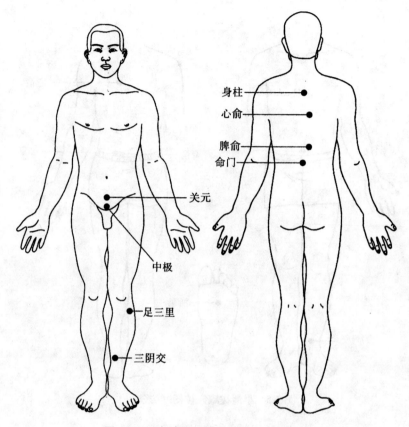

身柱
心俞
脾俞
命门

关元

中极

足三里

三阴交

图 7-6　风寒感冒拔罐穴位图（方法二）

（2）再取仰卧位，在中极、关元、足三里、三阴交穴采用留罐法，留罐 5~10 分钟。

（3）2~3 天 1 次，10 次为 1 疗程。

爱心贴士

（1）应积极治疗可能引发本病的其他疾病。

（2）戒除手淫，避免过度房事，戒烟酒。

（3）学习一些生理常识及性治疗，消除紧张心理，调适情志，争取配偶支持和配合。

第五节　遗　　精

　　遗精是指无性交而精液自行外泄的一种男性疾病，如果有梦而遗精者成为梦遗；无梦而遗精者，甚至清醒的时候精液自行流出称为滑精。无论是梦遗还是滑精统称为遗精。发育成熟的男性，每月偶有 1~2 次遗精，且次日无任何不适者，属正常生理现象；但 1 周数次或每日数次，并伴有精神萎靡、腰酸腿软、心慌气喘等症状则属于病理性。中医认为本病的发生多由于劳心太过，欲念不遂，饮食不节，恣情纵欲等诸多因素所致。

　　【症状】　频繁遗精，或梦遗，或滑精，每周 2 次以上。伴见头晕目眩、神疲乏力、精神不振、腰膝酸软等。

方法：留罐法

　　【穴位选配】　心俞、神道、身柱、肾俞（图 7-7）。

　　【拔罐方法】

　　（1）患者先取俯卧位，在心俞、肾俞、身柱、神道穴上采用留罐法，留罐 5~10 分钟。

　　（2）再取仰卧位，在中极穴采用留罐法，留罐 5~10 分钟。

　　（3）2~3 天 1 次，10 次为 1 疗程。

爱心贴士

　　（1）建立正常的生活制度，婚后保持正常的性生活。

　　（2）经常更换内衣裤，保持性器官清洁卫生。

　　（3）调整睡眠习惯，夜间睡眠时下身及足部不宜过暖，睡眠姿势以仰卧、侧卧为宜。

　　（4）调适情志，注意饮食营养，节醇酒厚味。

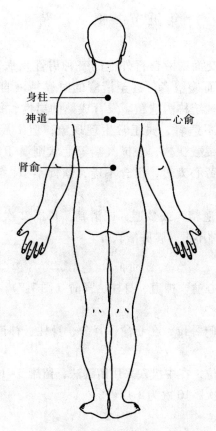

身柱

神道　　　心俞

肾俞

图 7-7　遗精拔罐穴位图

第八章　皮肤科常见病拔罐疗法

第一节　湿　疹

　　湿疹是由多种内外因素引起的过敏性、炎症性皮肤病。可发生于任何年龄、任何部位、任何季节，但常在冬季复发或加剧，有渗出倾向，慢性病程，易反复发作。中医认为湿疹是由于禀性不耐，风热内蕴，外感风邪，风湿热邪相搏，浸淫肌肤而成，其中"湿"是主要因素。

　　【症状】　皮损呈多形性。可见潮红、皮疹、水疱，很快发生渗出、糜烂、结痂性损害，皮损处瘙痒难忍。进食鱼虾、饮酒、肥皂洗、热水烫均可使皮损加重。

方法一：火罐法

　　【穴位选配】　脾俞、足三里、阴陵泉、三阴交（图8-1）。

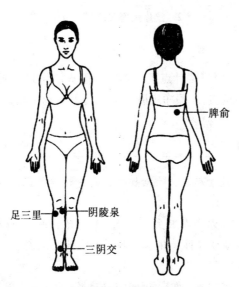

图8-1　湿疹拔罐穴位图（方法一）

【**拔罐方法**】 用闪火法将罐具吸拔在穴位上，留罐 10~15 分钟。每天 1 次，10 次为 1 疗程。

方法二：刺络拔罐法

【**穴位选配**】 大椎、委中（图 8-2）。

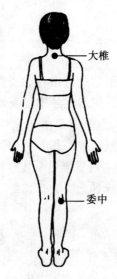

大椎

委中

图 8-2 湿疹拔罐穴位图（方法二）

【**拔罐方法**】 用三棱针点刺，然后用闪火法将罐具吸拔在穴位上，待皮肤充血发红即可起罐，擦净皮肤上的血迹。每周 2 次，7 次为 1 疗程。

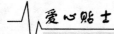

爱心贴士

（1）饮食起居，生活规律，避免精神紧张；适当进行体育锻炼，劳逸结合。

（2）注意个人卫生，保持皮肤清洁，避免一切可能的刺激因素，切勿搔抓摩擦、热水烫洗、用碱性肥皂洗、使用刺激性强外用药物等。

（3）戒烟酒、浓茶、咖啡及辛辣刺激食物，饮食中注意补充脂肪。

第二节 荨 麻 疹

荨麻疹俗称"风疹块"，是由多种原因引起的皮肤、黏膜小血管扩张及通透性增强而出现的一种局限性水肿反应。荨麻疹的病发速度很快，而且很容易蔓延至全身。中医认为本病的发生内为禀赋不足，外为风邪为患。

【症状】 患者皮肤骤然瘙痒异常，搔之疹块凸起，多成块成片，疏密不一。发作时间不定，一日可多次反复发作，多持续数小时后自然消退，不留痕迹。本病部位不定，可出现于身体任何部位，以上臂及大腿内侧为多见。

方法一：火罐法

【穴位选配】 主穴：神阙。配穴：风寒束表者配大椎、风门、曲池、血海；风热客表者配风门、风池、曲池、风市、膈俞、血海；脾胃湿热者配天枢；气血两虚者配脾俞、气海、膈俞、血海；冲任失调者配肝俞、期门、关元、血海；伴有腹痛者配中脘、气海；上肢配曲池；下肢配血海；顽固者配大椎、肺俞、脾俞（图8-3）。

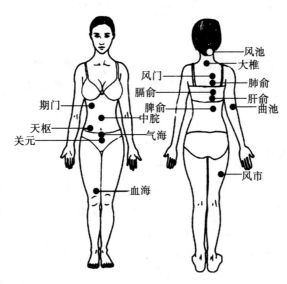

图 8-3 荨麻疹拔罐穴位图（方法一）

【拔罐方法】 用闪火法将火罐迅速吸拔在神阙上，留罐 5 分钟，起罐后用相同方法将罐具拔在腹面所选的穴位上，留罐 10~15 分钟。再采用同样的方法在背面所选的穴位上进行治疗。急性患者每天 1 次，3 次为 1 疗程，配穴每次选用 1~2 个；慢性患者隔天 1 次，7 次为 1 疗程，疗程间隔 3~4 天。

方法二：走罐法

【穴位选配】 背部足太阳膀胱经内侧循行线（图 8-4）。

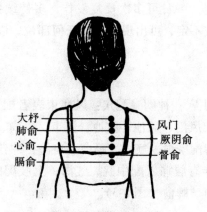

图 8-4 荨麻疹拔罐穴位图（方法二）

【拔罐方法】 患者取俯卧位，沿背部足太阳膀胱经内侧循行线行走罐法。急性患者每天 1 次，3 次为 1 疗程；慢性患者每周 2~3 天，6 次为 1 疗程。

爱心贴士

（1）忌食辛辣鱼腥发物和油炸肥腻食物。

（2）宜进清淡饮食，多休息，勿疲累，适度的运动。

（3）保持皮肤清洁，避免强烈抓搔患部，不用热水烫洗，不滥用刺激强烈的外用药物。

第三节 痤 疮

痤疮俗称粉刺，是发生在颜面、胸、背等处的一种毛囊、皮脂腺的慢性炎症。中医认为痤疮是血中有热所致。血中之热是由五脏蕴热，注入血脉；或经络中血气不和，外来湿邪、热邪损伤人体血液，导致痤疮。

【症状】 面部、胸部、肩颈部、背部等局部皮肤表面出现疙瘩，形如粟米，有黑头，用力挤压，可见有白色黏液流出，易反复出现。

方法一：火罐法

【穴位选配】 大椎、肺俞、脾俞、曲池、委中、三阴交（图8-5）。

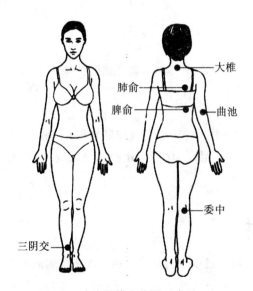

图8-5 痤疮拔罐穴位图（方法一）

【拔罐方法】 用闪火法将罐具吸拔在穴位上，留罐10~15分钟。每天1次，10次为1疗程。

方法二：刺络拔罐法

【穴位选配】 大椎、肺俞、曲池（图8-6）。

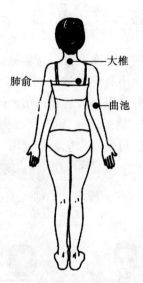

图 8-6　痤疮拔罐穴位图（方法二）

【拔罐方法】　先用三棱针点刺或皮肤针叩刺上述各穴，然后用闪火法将罐具吸拔在穴位上，留罐 10～15 分钟。每天或 3～4 天 1 次，10 次为 1 疗程。

（1）避免过多食用脂肪、糖类及辛辣刺激性食物，戒烟酒。
（2）平时多洗脸，不宜用油性化妆品。

第四节　神经性皮炎

神经性皮炎是一种皮肤神经功能障碍性疾病，以阵发性皮肤瘙痒和皮肤苔藓化为主症，好发于颈后及两侧、肘窝、腘窝、尾骶等处。中医认为此病主要以内因为主，由于心绪烦扰，七情内伤，内生心火而致。

【**症状**】　初起皮疹较红，瘙痒较剧。夜间尤甚，热烫可使瘙痒加剧。搔后出现针头大小、不规则或多角形扁平丘疹，呈皮肤色或浅褐色，高出皮肤表面。病久，局部皮肤粗糙、肥厚，皮纹加深，呈苔藓样变。

方法：刺络拔罐法

【**穴位选配**】　主穴：阿是穴。配穴：①风池、曲池、肩髃、血海、百虫窝；②大椎、身柱、肺俞、肝俞、膈俞（图8-7）。

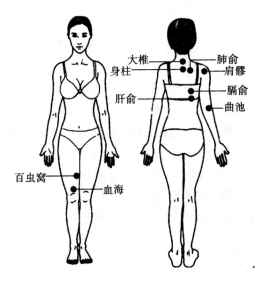

图8-7　神经性皮炎拔罐穴位图

【**拔罐方法**】　先用梅花针叩刺主穴，将患部皮肤均匀叩刺一遍，至微出血。刺后拔罐，若患部较大可用排罐法吸拔，留罐10～15分钟。配穴用三棱针快速点刺，至微出血后拔罐，同样留罐10～15分钟。主穴起罐后加艾条温灸10分钟，以皮肤有温热感为度。每天1次，10次为1疗程，两个疗程间隔5天。

爱心贴士

（1）养成生活规律的好习惯，避免过度的精神紧张，注意劳逸结合，避免过度劳累。

（2）不喝酒、浓茶，不吃辛辣及刺激性食品，不滥用外用药。

（3）避免各种不良的机械性、物理性刺激。

（4）避免搔抓、摩擦及热水烫洗等。

第五节 玫瑰糠疹

玫瑰糠疹是一种以好发于躯干、四肢近端，疹色紫红，略起白屑为特征的皮肤病。因为其皮损多呈玫瑰红色，其上鳞屑如糠似秕，所以称为玫瑰糠疹。中医认为本病是因内有血热，复感风邪，热毒凝结，郁于肌肤，闭塞腠理而发病；或汗出当风，汗衣湿透肌肤所致。

【症状】 皮损多发于躯干和四肢近端部分，在胸背部的皮损长轴和肋骨平行，皮损为不规则椭圆形玫瑰色的斑疹，如同南瓜子大小，典型的中心略带黄色表面附有糠秕样鳞屑。常先发较大的母斑，1~2周后其他损害才陆续成批出现，有微痒。

方法：刺络拔罐法

【穴位选配】 ①大椎、风门、肝俞；②身柱、肺俞、脾俞（图8-8）。

【拔罐方法】 每次一组，使用三棱针点刺出血，然后拔罐，留罐15~20分钟。每天1次或隔天1次，5次为1疗程。

爱心贴士

（1）不能洗热水澡（特别是盐浴），注意皮肤卫生。

（2）忌吃辛辣和刺激食物。

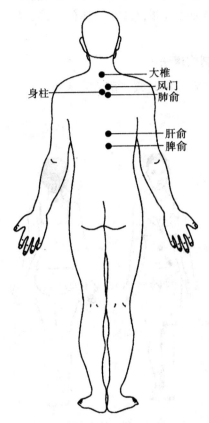

大椎
风门
身柱
肺俞
肝俞
脾俞

图 8-8　玫瑰糠疹拔罐穴位图

第六节　带状疱疹

　　带状疱疹是由带状疱疹病毒感染导致，在机体免疫功能低下时，病毒繁殖活动，造成受侵的神经节发炎、肿胀、坏死，产生神经痛及沿神经分布的群集性丘疹、水疱。中医称为蛇串疮，认为本病是由于肝气郁结，导致脾的功能失调，使湿邪化郁变成湿热邪，当风寒外袭时，内湿外火相冲，湿热聚集体表而发生的疾病。

【症状】 初起患部有束带状痛，局部皮肤潮红，随之出现成簇水疱，排列成带状，沿周围神经分布，多在身体的一侧，好发于肋间、胸背、面部和腰部。

方法一：梅花针叩刺拔罐法

【穴位选配】 主穴：阿是穴。配穴：大椎、中脘、天枢、曲泉、血海（图8-9）。

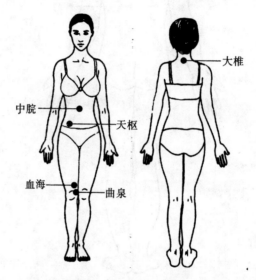

图 8-9 带状疱疹拔罐穴位图（方法一）

【拔罐方法】 先将患部皮肤消毒后，用梅花针叩刺，沿着皮损的走行，用由轻到重的手法叩刺，至表皮微出血，疱疹全部溃破。随即在叩刺部位拔罐，吸拔出部分水性分泌物和少量血液，使水疱干瘪塌陷。少则拔 1~2 罐，多则拔 4~5 罐，每次留罐 5 分钟，遍及患部，不能遗漏。操作完毕，用消毒干棉球拭净患部，再涂上龙胆紫消毒。与此同时，用三棱针点刺配穴，针刺后拔罐，留罐 10~15 分钟。隔天 1 次，10 次为 1 疗程，2 个疗程间隔 5 天。

方法二：火罐法

【穴位选配】 大椎、身柱、灵台、肝俞、脾俞（图8-10）。

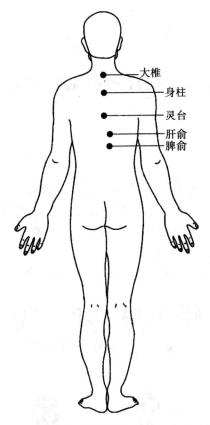

大椎

身柱

灵台

肝俞

脾俞

图 8-10　带状疱疹拔罐穴位图（方法二）

【拔罐方法】　患者取俯卧位，将火罐迅速拔在大椎穴、身柱穴、灵台穴、肝俞穴、脾俞穴上，留罐 10~15 分钟。隔天 1 次，10 次为 1 疗程，2 个疗程间隔 5 天。

爱心贴士

（1）治疗期间应注意休息，注意卫生，持局部清洁，调适情志。

（2）饮食宜清淡，忌食、鸡、鸭、鱼、虾、蟹等腥发之物及葱、蒜、辣椒、烟、酒等辛热之品。

（3）治疗中用到的针具和罐具应严格消毒。

第九章　五官科常见病拔罐疗法

第一节　近　视

近视是指双眼近视清晰、远视模糊的一种常见的眼科疾病，大部分原因是用眼卫生不良所引起，如长时间在光线不足或过强的环境下读书写字，或躺在床上看书，或书写姿势不良等。中医学认为，本病因肝肾不足、气血亏虚、目失所养所致。

【**症状**】　患者视远物不清，而视近物清晰还可伴眼胀、头痛、视力疲劳等症状。

方法一：火罐法

【**穴位选配**】　肝俞、足三里、光明、阳白（图9-1）。

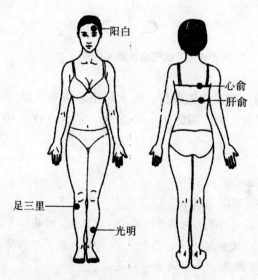

图 9-1　近视拔罐穴位图（方法一）

【拔罐方法】

（1）让患者选取合适体位，分别选取肝俞、足三里、光明、阳白穴。

（2）将火罐立即吸拔在这些穴位上，留罐 10~15 分钟，以皮肤潮红为度。

（3）每天或隔天进行 1 次治疗，10 次为 1 疗程。

方法二：走罐法

【穴位选配】　心俞、肝俞、足三里、神门、阳白、光明（图 9-2）。

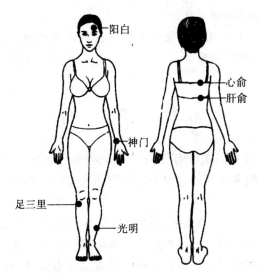

图 9-2　近视拔罐穴位图（方法二）

【拔罐方法】

（1）让患者选取合适的体位，选取神门、足三里穴。

（2）将火罐立即吸拔在这些穴位上，留罐 10 分钟，以皮肤潮红为度。

（3）上述工作完成后，让患者采取俯卧姿势，在罐具边缘涂抹凡士林。

（4）用走罐法在心俞、肝俞穴上下左右往复推拉。

（5）每天或隔天进行1次治疗，10次为1疗程。

爱心贴士

（1）维生素A具有明目护肝的功效，患者应多吃一些富含维生素A的食物，如羊肝、猪肝和鸡蛋。

（2）作息时间要有规律，必须要保证充足的睡眠。

（3）禁止在光线不足或者光线太充足的环境下看书。

（4）注意劳逸结合，不能用眼过度，用眼时间长了可以眺望远方，以消除眼部疲劳。

（5）看书或者看电视必须要保持适当的距离，不能离得太近，避免伤害眼睛。

第二节 耳 鸣

耳鸣一般是指人们在没有任何外界刺激条件下所产生的异常声音感觉。中医认为本病多因暴怒、惊恐、肝胆风火上逆，以致少阳之气闭阻不通所致。

【症状】 患者经常的或间歇性的自觉耳内鸣响，声调多种，或如蝉鸣，或如潮涌，或如雷鸣，难以忍受。鸣响或有短暂，或间歇出现，或持续不息。耳鸣对听力多有影响，但在早期或神经衰弱及全身疾病引起的耳鸣，常不影响听力。

方法：刺络拔罐法

【穴位选配】 主穴：胆俞、听宫、行间、外关。配穴：太冲、丘墟、翳风（图9-3）。

【拔罐方法】 先用三棱针点刺各穴，放血数滴。主穴拔罐，留罐10~15分钟。配穴只放血不拔罐。隔天1次，5次为1疗程。

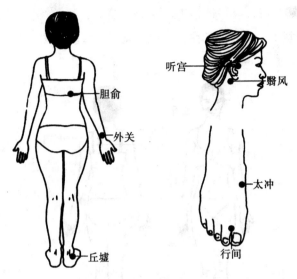

图 9-3　耳鸣拔罐穴位图

爱心贴士

（1）及早去医院，配合专科医生进行检查和治疗。

（2）慎用耳毒性药物。

（3）多吃含铁、锌、维生素 C、维生素 E 丰富的食物。忌过甜、过咸、油腻、含胆固醇过多的食物。忌食辛辣刺激性食物。

第三节　慢性鼻炎

慢性鼻炎是一种常见的鼻腔黏膜与黏膜下层的慢性炎症，常伴有功能障碍，一般包括慢性单纯性鼻炎和慢性肥厚性鼻炎，后者往往是由前者发展、转化而来，但也可经久不发生转化，或开始即呈肥厚性改变。中医认为本病多因脏腑功能失调，再加上外感风寒，邪气侵袭鼻窍而致。

【症状】　主要表现为突发性鼻痒、连续喷嚏、鼻塞流涕、分泌物增多、嗅觉减退，伴有头痛、头晕等症。

方法一：留罐法

【穴位选配】　太阳、迎香、大椎、风门、肺俞（图9-4）。

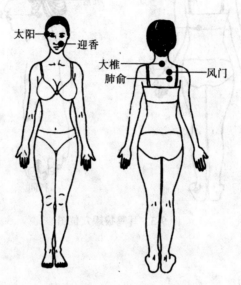

图9-4　慢性鼻炎拔罐穴位图（方法一）

【拔罐方法】

（1）患者取仰卧位，在太阳、迎香穴位，选小罐吸拔，留罐5～10分钟。

（2）然后取俯卧位，在大椎、风门、肺俞穴位上，选大小合适的罐子吸拔，留罐10～15分钟。

（3）每天1次，10次为1疗程。

方法二：刺络拔罐法

【穴位选配】　①大椎、合谷；②肺俞、足三里；③风池、曲池（图9-5）。

【拔罐方法】　先用三棱针对穴位进行挑刺直至出血，然后用闪火法将罐具吸拔在穴位上，留罐10～15分钟。每周2次，症状缓解后每周1次，

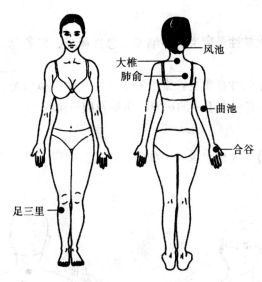

图 9-5　慢性鼻炎拔罐穴位图（方法二）

5 次为 1 疗程，2 个疗程间隔 1 周。上述 3 组穴位交替使用，每次选用 1 组穴位。

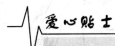

(1) 迎香穴不可多次吸拔，可每天指按 100 次。

(2) 日常起居应有规律，避免风寒湿热的侵袭，有条件者可常做头面部的保健按摩。

(3) 远离过敏原，积极查治可能引发鼻炎的其他疾病。

(4) 少吃辛辣等刺激性食物，加强锻炼。

第四节　鼻　窦　炎

鼻窦炎是鼻窦黏膜的非特异性炎症，是鼻科常见多发病，可分为急性化脓性鼻窦炎和慢性化脓性鼻窦炎两类。中医认为鼻窦炎是因外邪侵犯鼻窦，窦内湿热蕴积，酿成痰浊所致。

【症状】

（1）急性化脓性鼻窦炎：多继发于急性鼻炎，以鼻塞、多脓鼻涕、头痛为主要特征。

（2）慢性化脓性鼻窦炎：常继发于急性化脓性鼻窦炎，以多脓鼻涕为主要表现，可伴有轻重不一的鼻塞、头痛及嗅觉障碍。

方法：留罐法

【穴位选配】 大椎、风门、肺俞、脾俞、中脘、足三里、三阴交（图9-6）。

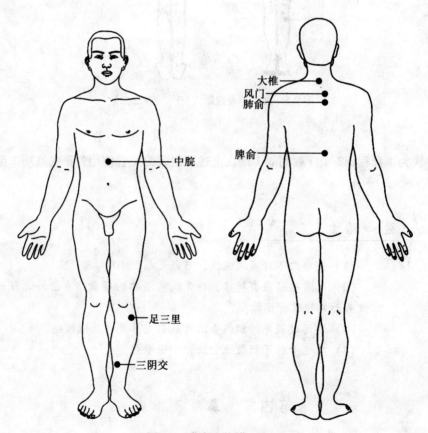

图 9-6　鼻窦炎拔罐穴位图

【拔罐方法】

（1）患者先取俯卧位，在大椎穴、风门穴、肺俞穴、脾俞穴采用留罐法，留罐 10~15 分钟。

（2）再取仰卧位，在中脘穴、足三里穴、三阴交穴采用留罐法，留罐 10~15 分钟。

（3）2~3 天 1 次，10 次为 1 疗程。

爱心贴士

（1）要进行体育锻炼，每天早上起来跑步，有助于增强体质，增强机体免疫力。

（2）日常饮食要清淡，不要吃辛辣的食物，鱼虾等腥味的食物要少吃。

（3）要提防感冒，感冒也会容易引发鼻炎的。

第五节　慢性咽炎

慢性咽炎是指咽黏膜、黏膜下组织与淋巴组织的慢性弥漫性炎症。多发于成年人，有时症状顽固，不易治愈。通常由反复上呼吸道感染或长期的理化刺激（如化学气体、粉尘、辛辣饮食、烟酒等）引起。本病在中医学中属"虚火喉痹"范畴，多因肺肾阴虚，金水不生，津液不得上润；或肝气升发太过，气火循经贯膈上肺，劫耗肺阴，虚火灼喉而发病。

【症状】　主要为咽部不适感，如灼热感、痒感、干燥感或异物感，咽部常有黏性分泌物，不易咳出，早晨刷牙常引起反射性恶心欲吐。

方法：火罐法

【穴位选配】　主穴：大椎、肺俞、肾俞、曲池、足三里。配穴：尺泽、少商、商阳（图 9-7）。

【拔罐方法】　用闪火法在主穴上拔罐，留罐 10~15 分钟。若伴有咽喉红肿充血，用三棱针点刺尺泽、少商、商阳，放血 2~3 滴。点刺放血后用酒精棉球消毒。每天 1 次，10 次为 1 疗程。

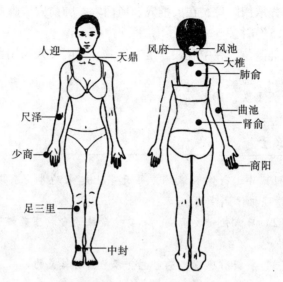

图9-7　慢性咽炎拔罐穴位图

爱心贴士

（1）保持室内空气流通，保持空气湿润清洁。

（2）平日应预防感冒，忌食辛辣等刺激性食物及减少粉尘刺激，戒烟酒。

（3）注意口腔卫生，用生理盐水漱口。

第六节　复发性口腔溃疡

复发性口腔溃疡是口腔黏膜反复发作的大小不等的圆形或椭圆形溃疡，具有灼痛感，多发于唇内侧、舌尖、舌缘、舌腰、颊部、腭弓等部位。本病以周期性反复发作为特点。通常7~10天愈合，病史长可达一二十年之久，好发于青壮年。中医认为本病是由于心脾积热，循经上炎于口腔而发，或是心肾阴虚，虚火上炎，熏灼于口。

【**症状**】 初期患部黏膜稍隆起，1 天后破溃形成原形或椭圆形，直径 2~5 毫米，溃疡底部具有坏死的组织形成的黄白色的假膜，边缘整齐，周围绕以充血带，严重者伴颌下淋巴结肿大压痛，咽喉痛等症状。

方法：刺络拔罐法

【**穴位选配**】 大椎、身柱、灵台、心俞、曲池、足三里、三阴交（图 9-8）。

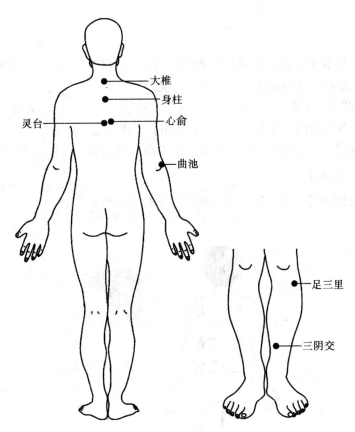

图 9-8 复发性口腔溃疡拔罐穴位图

【**拔罐方法**】 先用三棱针点刺穴位，然后用闪火法将罐具吸拔在穴位上，留罐 10~15 分钟。1~2 天 1 次，10 次为 1 疗程。

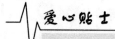 爱心贴士

（1）调节饮食，少食辛辣厚味和醇酒肥甘之品。
（2）调情志，保证充足睡眠，锻炼身体，增强体质。

第七节　牙　痛

牙痛是指牙齿因各种原因引起的疼痛，为口腔疾患中常见的症状之一，可见于西医学的龋齿、牙髓炎、根尖周围炎和牙本质过敏等。属中医的"牙宣"、"骨槽风"范畴。中医认为本病是风热侵袭，风火邪毒侵犯，伤及牙体及牙龈肉，邪聚不散，气血滞留，气血不通，瘀阻脉络而为病。

【症状】　牙齿疼痛、咀嚼困难，遇到冷、热、酸、甜时，牙痛加剧。

方法一：火罐法

【穴位选配】　肾俞、志室、颊车、下关（图 9-9）。

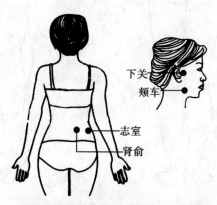

图 9-9　牙痛拔罐穴位图（方法一）

【拔罐方法】　用闪火法将罐具吸拔在穴位上，面部穴留罐 5~10 分钟，

腰部穴留罐 10~15 分钟隔天 1 次。

方法二：刺络拔罐法

【穴位选配】　胃俞、大椎、合谷、内庭、行间、颊车、下关（图 9-10）。

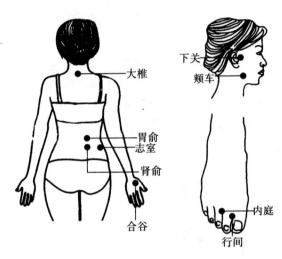

图 9-10　牙痛拔罐穴位图（方法二）

【拔罐方法】　用三棱针点刺穴位 2~3 次至出血，然后将罐具吸拔在所点刺的穴位上，留罐 10~15 分钟，至皮肤出现紫红色瘀血，隔天 1 次，7 次为 1 疗程。

爱心贴士

（1）平日应注意口腔卫生，睡前不吃零食，少吃冷、热、酸、甜的食物，不用牙齿咬硬物。

（2）出现牙痛时，应及时到医院进行检查，查明病因，并对症治疗。

第十章 日常拔罐保健

第一节 强身健体

拥有一个健康的身体，是人人都期盼的，要想达到此目的，必须经常进行保健。实践证明，用拔罐疗法在以下保健穴位上吸拔，可以使气血宣通畅达，增强机体免疫功能，有效预防各种疾病，达到强身健体的目的。

方法：火罐法+抽气罐法

【穴位选配】 大椎、心俞、肾俞、内关、合谷（图10-1）。

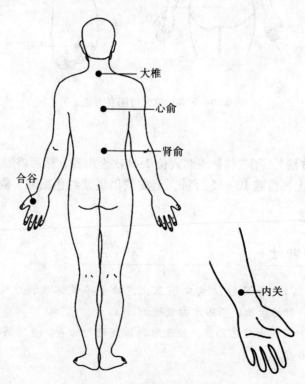

图 10-1 强身健体拔罐穴位图

【拔罐方法】

（1）患者取俯卧位，术者右手持罐，左手点燃棉球深入罐内马上抽出，将火罐拔在大椎穴、心俞穴、肾俞穴上，留罐10~15分钟。

（2）再取仰卧位，用抽气拔罐器将气罐拔在内关穴、合谷穴上，留罐10~15分钟。

（3）每周3次，4周为1疗程。

第二节 补肾强腰

中医认为，肾藏精气、主骨、生髓，肾气通于脑、司二便，肾功能的强化与否与人体衰老有密切的关系。实践表明，用拔罐疗法在以下保健穴位上吸拔，可以调理精气神，补充肾气，"肾气足"，则"百病消"。

方法：火罐法+抽气罐法

【穴位选配】 肾俞、关元、关元俞、太溪（图10-2）。

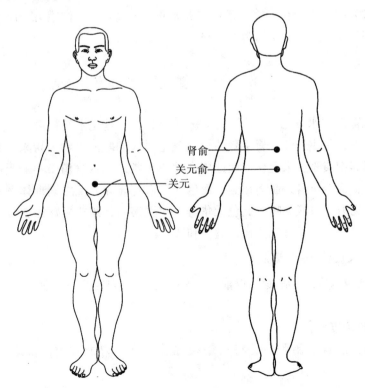

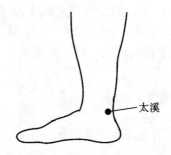

图 10-2　补肾壮阳拔罐穴位图

【拔罐方法】

（1）患者取俯卧位，将火罐拔在肾俞穴、关元俞穴上，留罐 10～15 分钟。

（2）再取仰卧位，将气罐拔在关元穴、太溪穴上，留罐 10～15 分钟。

（3）每周 3 次，4 周为 1 疗程。

第三节　健脾和胃

脾胃为"水谷之海"，气血生化之源。脾主进化水谷精微，胃主受纳腐熟水谷，脾主升清，胃主降浊，也就是说人们吃的食物由胃来消化，其中的营养物质靠脾来运化。因此脾胃功能正常，则饮食精微不断吸收，化生气血，营养全身，肌肉强健，面色红润而有光泽。反之则形体消瘦，肌肉痿软无力，口淡无味，面色无华等。实践表明，用拔罐疗法在以下保健穴位上吸拔，可以行气活血，健脾和胃。

方法：火罐法+抽气罐法

【穴位选配】　脾俞、胃俞、中脘、章门、阳陵泉、三阴交、足三里（图 10-3）。

【拔罐方法】

（1）患者取俯卧位，将火罐拔在脾俞穴、胃俞穴上，留罐 10～15 分钟。

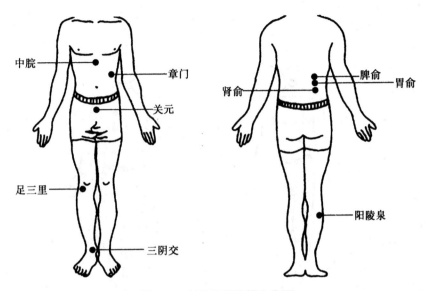

图 10-3 健脾和胃拔罐穴位图

（2）再取仰卧位，将气罐拔在中脘穴、章门穴、阳陵泉穴、三阴交穴、足三里穴上，留罐 10~15 分钟。

（3）每周 3 次，4 周为 1 疗程。

第四节 益智健脑

随着现代生活节奏日益加快，大脑处于长时间的高度紧张状况，机体运动的减少，体内代谢产物的积聚，久而久之，使大脑皮质由兴奋渐转为抑制状态，神经系统功能兴奋性下降，造成轻则头部闷胀、眩晕，重则反应迟钝，记忆力下降，健忘等。实践表明，用拔罐疗法在以下保健穴位上吸拔，可以及时地促进局部组织温度的提高，加快血液、淋巴液的循环和新陈代谢，清除残余的代谢产物，并通过对机体末梢神经的刺激，兴奋大脑皮质，提高神经系统的兴奋性。

方法：火罐法+抽气罐法

【穴位选配】 太阳、心俞、肝俞、肾俞、内关、足三里、三阴交

（图 10-4）。

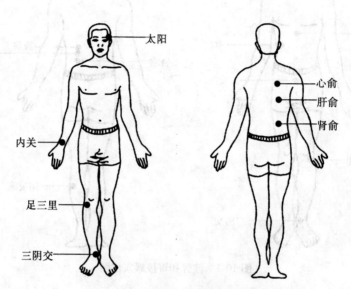

图 10-4 健脾和胃拔罐穴位图

【拔罐方法】

（1）患者取俯卧位，将火罐拔在心俞穴、肝俞穴、肾俞穴上，留罐10~15分钟。

（2）再取仰卧位，将气罐拔在太阳穴、内关穴、足三里穴、三阴交穴上，留罐10~15分钟。

（3）每周3次，4周为1疗程。

第五节　养心安神

心是五脏之首，为人体的君主。五脏六腑都在心的统一领导下进行分工，互相协调，形成整体的活动动能。心功能正常，则神明通达，其他脏腑也可以各安其职，保持身体健康；相反，如果心脏功能不正常，神明不能自主，其他腑脏的活动也发生紊乱，就要产生疾病。所以，养生贵在养心。实践表明，用拔罐疗法在以下保健穴位上吸拔，可以疏解心烦郁结，有助于睡眠，达到安神的效果。

方法：火罐法

　　【穴位选配】　厥阴俞、心俞、膈俞、脾俞、肾俞（图 10-5）。

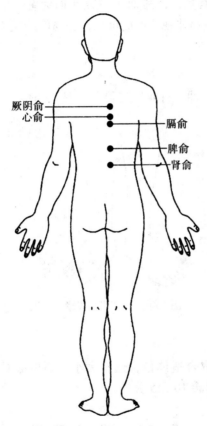

图 10-5　养心安神拔罐穴位图

　　【拔罐方法】　患者取俯卧位，将火罐分别拔在厥阴俞穴、心俞穴、膈俞穴、脾俞穴、肾俞穴上，留罐 10～15 分钟。每周 3 次，4 周为 1 疗程。

第六节　滋肝明目

　　肝是人体主谋略的大将军。肝主疏泄。若肝气疏泄不利，条达失宜，气机失调，则气血紊乱，或滞而不爽或亢而为害。中医认为，肝开窍于目，肝藏血，目得血而能视。由此可知，肝与眼睛关系密切，故可通过养肝来明目。

方法：抽气罐法

　　【穴位选配】　太冲、行间、三阴交（图10-6）。

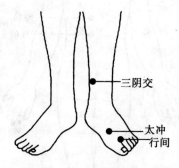

图10-6　滋肝明目拔罐穴位图

　　【拔罐方法】　取合适体位，选择大小合适的罐具吸拔太冲穴、行间穴、三阴交穴上，留罐10~15分钟

第七节　瘦身降脂

　　肥胖不仅是一种不健康的表现，而且有碍美观。为此各种减肥方法蜂拥而起，但许多减肥方法仅为治标之法，常常引起反弹。拔罐疗法是从全身着手，整体调理脏腑功能，为治本之法，可以加速体内脂肪的燃烧，从而达到瘦身降脂的功效。如加上适当的饮食调理和合理运动，效果将更加明显。

方法：火罐法+抽气罐法

【穴位选配】 天枢、大横、关元、气海、血海、箕门、足三里、丰隆、三阴交（图 10-7）。

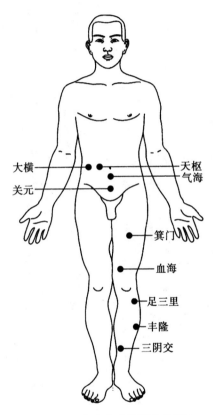

图 10-7 瘦身降脂拔罐穴位图

【拔罐方法】

（1）患者取仰卧位，将抽气罐拔在天枢穴、大横穴、关元穴、气海穴、足三里穴、丰隆穴、三阴交穴上，留罐 10~15 分钟。

（2）将火罐拔在血海穴、箕门穴上，留罐 10~15 分钟。

（3）每周 3 次，4 周为 1 疗程。